移筋整骨术

姜培广　王凤清　著

图书在版编目（CIP）数据

移筋整骨术 / 姜培广，王凤清著. -- 哈尔滨 ：黑龙江科学技术出版社, 2021.1（2024.1 重印）

ISBN 978-7-5719-0387-9

Ⅰ. ①移… Ⅱ. ①姜… ②王… Ⅲ. ①穴位疗法 Ⅳ. ①R245.9

中国版本图书馆 CIP 数据核字(2020)第 018247 号

移筋整骨术

YI JIN ZHENG GU SHU

姜培广 王凤清 著

责任编辑　回　博

封面设计　孔　璐

出　　版　黑龙江科学技术出版社

地址：哈尔滨市南岗区公安街 70-2 号　邮编：150007

电话：（0451）53642106　传真：（0451）53642143

网址：www.lkcbs.cn

发　　行　全国新华书店

印　　刷　三河市铭诚印务有限公司

开　　本　787 mm×1092 mm　1/16

印　　张　7

字　　数　70 千字

版　　次　2021 年 1 月第 1 版

印　　次　2021 年 1 月第 1 次印刷　2024 年 1 月第 2 次印刷

书　　号　ISBN 978-7-5719-0387-9

定　　价　128.00 元

序

欣悉姜培广先生即将出版医案作品，连连称道、备感自豪，为有如此兄弟为喜。可他邀我作序，我踌躇数月一直未敢动笔。一个医盲要对医中上工之佳作出评作序岂不是大言不惭吗？外行能为内行作序？

我曾是培广先生亲手救治过的患者。记得那年我患腰间盘突出，难以自理。是朋友推荐，把我扶到培广先生的治疗床上。培广先生的热情自不必说了，只凭双手和一根小银针，三下五除二，奇迹出现了——我自己下床走回了家。神医妙手让我减少了许多痛苦，我很快康复了。此事让我铭心这么多年，感念这份情谊，也该为救过我的人所撰之书添言赞美几句。

“两只救死扶伤手，一颗济世爱民心”，这是江南铁笔徐碧先生为称颂培广先生的高尚医德书下的一副对联，也是培广先生几十年来辛勤劳作的真实写照。八尺斗室、两张小床，培广先生医治过男女老幼千万个病患，没用广告，不事张扬，仅凭治愈患者的亲传言颂。姜大夫大名传遍长城内外、松嫩平原。凡是寒湿之证，无论男女之别、身份贵贱、职业各异，病者皆慕名而至。初至者一见姜大夫面容慈善、憨厚可亲，再观医中上工手到病除，自然消除了忐忑之心、怀疑之意。患者折服，五体投地，七姑八姨相传相颂，久久不息，十中有十得到姜先生救助的患者称颂：“神医啊！”

一次闲谈，我与培广聊到医疗收费时，他说：“钞票是有价的、临时的，情意是无价的、永恒的。”培广的医德操行堪称当今社会上医行中的典范，可谓“古今圣贤言佳句，妙手赢得百姓夸”。

“闻道有先后，术业有专攻”。培广本是黑龙江密山屯垦戍边的老英雄的后代，从小随父亲习武，且对家传中医推拿之术甚是用心，经常自己躲在屋子里认真研读“阴阳表里寒热虚实”八纲之术，以及《黄帝内经》《医宗金鉴》《伤寒杂病论》《金匮要略》等医宗经典，从此与医行结下了不解之缘。也正是从那时起，培广渐渐地深谙医理、善辨阴阳、巧用五行，用百草克杂症，发明了一种天然的治疗风湿性关节疾病的专利药酒。在长时间的临床实践中，培广凭着扎实的中医经络学知识，把推拿、点按穴位巧妙地结合在一起，灵活地运用到临床治疗的实践中。由于方法简便、价格低廉等特点，其

医术得到大众的接受与好评。加之培广精于钻研，善于总结，医得上工，名臻厚德，他成功了。他把自己所记录的心得之医案成编造册，足迹闪烁光辉，修行终成正果。

随着现代社会的发展、生活节奏的加快，人们的工作压力大，身心处在亚健康状态而不自知，不是腰酸背痛、颈肩疼痛，就是浑身没劲儿，但是去医院检查又查不出什么病来。这时，人们需要一些简单方便的方法来调理身体、放松身心。点按穴位、推拿梳理经络，正是很好的选择。推拿、点按穴位、针灸、拔罐等疗法皆为中医外治法中的重要手段。其以中医经络学知识为基础，自古以来广泛用于临床各科疾病的治疗。现代科学研究也在很多方面证实了人体经络的存在，并证实了点按穴位、推拿、针灸疗法是人类医学领域的瑰宝。经络疗法是以中医的脏腑、气血、表里相应症为基础的内病外治法，历史悠久、源远流长，千百年来广泛流传于民间，同样是民族文化的宝贵遗产。

培广把“草根”深深植于民众之沃土中，站位低，品格确实高尚。从图文并茂的《移筋整骨术》中可以清晰地看到，为了淋漓尽致地展现古人点按穴位、推经活络之风，弘扬中华民族传统文化及医宗经典，他以古为镜，

固守传承，以推经散络为宗兼习诸家医祖经典，从实践中逐渐形成独特手法，结合点按穴位、推拿、针灸改善局部气血循环，达到祛除邪气、活血散瘀、舒筋理气、清热解毒、开窍益神等功效。

实践证明，培广先生总结推广的针刺、点按穴位、推拿疗法是我国劳动人民在几千年中与疾病的顽强抗争中总结出来的一种绿色健康疗法，有史可鉴。针刺、点按穴位、推拿通过手法施于人体，再通过经络、毛孔、穴位引导营卫之气始行输布，鼓动经脉气血，濡养脏腑组织器官，温煦皮表，同时使虚衰的脏腑功能得以振奋，畅通经络，使内腑受益，调整机体的阴阳平衡，使气血舒畅，精神自爽。精气神足矣，自然是百病自消！说培广先生妙手回春，其实是先生识经络、认穴位之精确耶。

本书用通俗易懂的语言讲解了推拿、点按穴位的传统医学理论基础，图文并茂地展示了人体经络、穴位的基本知识、全息理论、各种穴位的适应证，分别介绍了多发病、常见病的推拿力度，点按穴位的四季五时治疗方法，不同体质的治疗方案，用针、用手的注意事项及男女有别之禁忌证，等等。字里行间浸润着培广的辛勤汗水，张张图片彰显着笔者呕心沥血的伟大精神。

本书更重要的可读之处是,教给大家简便易学的方法,不仅适用于生病的人认识内病外治之调理治疗法，还可使读者掌握让潜藏疾病无所遁形的刮痧术，扶正人体阳气，驱除体内寒邪，收到有病祛病、无病健身的功效。

千年医术铁奇葩，款款鹤奏百姓家。

周正方圆经络过，遍地松鹤对松答。

张雷于北京

2017 年 4 月 28 日

前　言

移筋整骨术是以传统的经络学和经筋学说为基础，千百年来经过古代人民的不断实践、总结，形成的一种以手或手指点按穴位为理疗工具的治疗手法。它通过舒筋理气、活血散瘀来调整人体阴阳平衡，从而达到治疗的目的，对于治疗经筋、脏腑、骨骼的疾病具有神奇、快速的特点，可以起到解人于病痛的作用。因其独有的治疗效果，故在传承中十分注重品德，并且只传有德之人，故被古人视为秘而不传的技法，只口传不文授。到明代，精此术者就更少了。

移筋整骨术主要是把点按穴位、寻经、拿筋、正骨结合在一起，该手法无需任何工具，运用方便、方法简单、见效迅速，施力小且治疗安全、疗效可靠，随时随地可以发挥作用，不会出现任何副作用，很容易被广大民众所接受。

移筋整骨术的“移”与易筋经的“易”的含义有所不同，“移”在这里的意思是移动或是抽动，还包括推拿筋时的体位和取穴姿势。比如在拿揉小腿部外侧筋时，

让患者侧卧，将另一条腿的大腿呈90°摆放，微向前探，使胯部微旋，此时再拿取小腿部外侧的经筋就容易多了。改变了原有的姿态后，摆放其为有利于取穴和拿筋的姿势，往往可以收到事半功倍的效果。这也是“移”的含义。

移筋整骨术的“筋”指筋骨、筋膜、韧带。

移筋整骨术的“整骨”指治疗。

“术”指手法和技术。

•治疗技术：称为“医术”，主要指在治疗过程中穴位的配伍，集中体现在治疗效果上。

•治疗手法：就是利用人体的骨骼结构，根据治疗的需要，运用顺关节或逆关节运动的手法，对病灶部位产生一个动态的作用力，在无痛、无伤害的情况下治疗疾病。

•手法技术：是指恰当地运用各种手法，解决患者的粘连、聚筋、骨骼的错缝和疼痛的问题，更加体现出在治疗过程中的安全性、实效性、可靠性。

姜培广

2020年8月

目　录

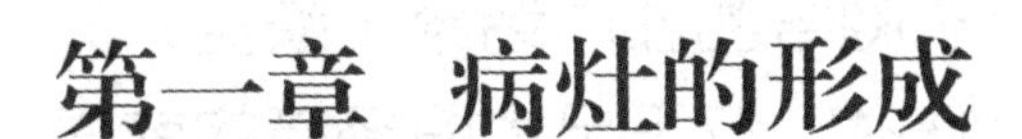

第一章　病灶的形成

从事推拿按蹻的同行们都知道人们在感受风、寒、湿、邪、外伤后会产生病灶，病灶的产生会直接导致气血阻滞，影响筋脉的畅通。《黄帝内经》上说，凡是经筋发生的病症，遇寒则筋拘急，遇热就会使筋松缓不收，阳痿不举。背部的筋拘急就会使身体向后反张；腹部的筋拘急就会使身体前俯而不能伸直；而足阳明胃经和手太阳小肠经的筋拘急时，就会出现眼㖞斜，眼角拘急。

足太阳膀胱经的筋：起于足的小趾，上行并结聚于足的外踝；再斜行向上结聚于膝部；循行于足跗下，沿足外踝的外侧结聚于足跟；又沿足跟上行而结聚于膝腘内。它另行的一条支筋结聚于腿肚外侧，上行进入腘窝内侧缘，与前一支筋并行，上结于臀部，再上行经过脊柱两旁，至头顶；由此分出的支筋，另行入内并结聚于舌根。其直行的支筋，由项上行而结聚于枕骨，再至头顶，然后下至眉上，结聚于鼻的两旁。由鼻分出的支筋，像网络一样围绕而上至眼胞，然后向下结聚于颧骨处；又一支筋，由腋后外侧上行而结聚于肩髃穴处。另一条支筋，由腋窝向上出于缺盆处结聚于耳后完骨部；还有一条支筋，由缺盆部另出，斜行向上出于颧骨部。

由本经筋所引起的病症表现为足小趾及足跟疼痛，膝腘部挛急，脊背反张，项筋发紧，肩不能抬举，腋部牵扯缺盆部辗转疼痛，肩部不能左右摇动。

足少阳胆经的筋：起于足的端，上行而结聚于外踝，并沿着胫骨外侧向上结聚于膝部外缘；其支筋，另起于外辅骨，上行至髀部时，分为两支，其行在前面的，结聚于伏兔之上，行在后面的，结聚于尻部；它的直行筋，上行至肋下空软处，再至腋部的前缘，挟胸旁乳部而结聚于缺盆；又一直行筋，向上出于腋部，经过缺盆，行于足太阳经筋的前面，沿着耳后，上抵额面，在头顶上相交，再下行到颌部，然后又向上结聚于顴部；另有一条支筋，结于眼外角，为眼的外维。

本经筋所发生的病症表现为足的无名趾抽筋牵引至膝的外侧，膝关节僵直，膝窝里的筋拘急，并牵引到前后的髀部和尻部，又向上牵及肋下空软处和软肋部疼痛，再向上牵引缺盆部、胸旁乳部、颈部等处，使所有连结的筋都感到拘急。如果从左侧向右侧维络的筋拘急时，右眼就无法睁开，这是因为本筋上行而过头的右面与跷脉并行，另外左侧的筋与右侧的筋相连结，如左侧的筋受伤，右脚就不能活动。以上现象称为维筋相交。

足阳明胃经的筋：起于足的中趾，结聚于足背，沿足背的外侧斜行，上行至辅骨，结聚于膝的外侧，再直上而结聚于髀枢，然后沿胁部，联属于脊柱；其直行的一条支筋，向上沿胫骨而结聚于膝部；由此又分出的支筋，在外辅骨相结聚，并与足少阳胆经的筋相结合；其直行的筋，上沿伏兔而结于髀，在阴器相会合，再向上散布于腹部，至缺盆部结聚，然后上沿颈部，挟口而行，至顴部会合后，又向下结聚于鼻部，上与足太阳经的筋相合，足太阳经的筋是上眼胞的纲维，足阳明经的筋是下眼胞的纲维；它的支筋由颊部结聚于耳前。

本经筋所发生的病症表现在：足的中趾及胫部抽筋、足部颤动及强硬不适、伏兔部转筋、髀前部肿、阴囊肿大、腹筋拘急，并向上牵引缺盆及颊部，使口角突然㖞斜。因受寒而引起筋拘急的，就会令眼闭合；因受热而导致筋弛缓的，就会使眼无法张开。颊筋受寒，就会牵引面颊部，使口张开不能闭合；颊筋受热就会使筋弛缓舒张、无力收缩，以致口角㖞斜。

足太阴脾经的筋：起于足的大趾内侧的尖端，上行而结聚于内踝；其直行的一条支筋，向上结聚于膝内辅骨，再沿大腿内缘，于髀部交结后聚于阴器；又上行至腹部，在脐部相结聚，然后沿着腹里结聚于胸胁，并散布于胸中；其内部的支筋，附着于脊柱。

本经筋所发生的病症表现为：足的大趾疼痛牵引至内踝痛，或抽筋痛、膝内辅骨痛、大腿内侧及髀部作痛，阴器有扭转痛感，并向上牵引脐部和两胁作痛，甚至引起胸的两旁脊内痛。

足少阴肾经的筋：起于足小趾的下方，与足太阴脾经的筋合并后，沿内踝骨的下方斜行，结聚于足跟，又与足太阳膀胱经的筋相合而上行，结聚于内辅骨下，并在此与足太阴经的筋合并，再沿着大腿内侧上行，结聚于阴器，然后沿脊内，夹脊柱骨上行至项，结聚于枕骨，与足太阳膀胱经的筋相合。

本经筋所发生的病症表现为：足下转筋，以致本经筋所到之处都疼痛、抽筋。病在足少阴经筋的，以痫症、拘挛、痉症为主要症状；病在背侧不能前俯；病在胸腹侧不能后仰。所以患阳病则项背拘急，腰向后反折而身体不能前俯；阴病则腹部拘急，身体就不能后仰。

足厥阴肝经的筋：起于足的大趾上，上行而结聚于内踝之前，再上行沿胫骨结于膝内辅骨的前方，然后沿大腿内侧结聚于阴器，与其他经筋相联络。

本经筋所发生的病症表现为：足的大趾疼痛牵引内踝前疼痛、内辅骨痛、大腿内侧痛并且抽筋、前阴功能障碍。如伤于房室，就会导致阳痿；伤于寒邪则阴器缩入；伤于热则阴器挺长不收。治疗本病时，应该行水以治厥阴之气。

手太阳小肠经的筋：起于手的小指的上端，结聚于手腕，再沿前臂内侧上行，结聚于肘内高骨的后方，如果手指弹拨此处的筋，小指就会有酸麻的感觉，再上行入内结聚于腋下；它的支筋，向后沿腋窝后缘，上行绕过肩胛，经过颈部，出于足太阳经筋之前，结聚于耳后完骨处；由此处分出的支筋，进入耳中；其直行的筋，于耳上出，下行结于颌部，又上行联属于眼外角。

本经筋所发生的病症表现为：手的小指疼痛牵引肘内侧高骨后缘疼痛、沿臂的内侧至腋下及腋下后侧都疼痛、肩胛周围及颈部疼痛，并引起耳中鸣痛，牵引颌部使眼睛无法睁开，要过许久才能看见东西；若颈筋拘急过甚，就会导致筋萎、颈肿等症。

手少阳三焦经的筋：起于手的无名指端，结聚于手腕，沿臂上行并结聚于肘部，再向上绕臑的外侧，行至肩部，然后至颈部与手太阳小肠经的筋相合。它的支筋，由曲颊部深入，系于舌根；另有一条支筋，上行于曲牙，沿耳前，联属于眼外角，再向上经过额部，结聚于额角。

本经筋所发生的病症表现为：经筋所过之处，出现疼痛、抽筋、舌卷等症。

手阳明大肠经的筋：起于手的食指之端，结于腕部，沿臂上行并结于肘部的外侧，再经过臑部而结于肩髃；它的支筋，绕过肩胛，挟脊柱两侧而行；其直行的筋，由肩髃上至颈部；出于手太阳小肠经筋的前方，再至左额角，终于头部，然后下行到右额。另一条支筋，上行于颊部，结聚于颧骨部。

本经筋所发生的病症表现为：本经筋所过的部位，出现疼痛、抽筋、肩不能抬、脖颈不能左右转动。

手太阴肺经的筋：起于手的拇指之端，沿指上行，结聚于鱼际部之后，经过寸口的外侧，沿臂内结聚于肘中，再上行于臑部内侧，进入腋下，出于缺盆，又结聚于肩髃前方，然后上行结于缺盆，再下行结聚于胸里，分散而贯穿贲门下部，与手厥阴经的筋组合，下行直抵季胁。

本经筋所发生的病症表现为：循行经过的部位，出现抽筋、疼痛，严重的则发展为息贲之症、两胁拘急、吐血。

手厥阴心包经的筋：起于手的中指之端，与手太阴肺经的筋并行，结聚于肘的内侧，再上行沿臂的内侧结聚于腋下，然后下行分散，前后夹胁肋；它的支筋，进入腋下，散布于胸中，结聚于贲门。

本经筋所发生的病症表现为：其循行经过的部位，出现抽筋和胸部作痛，成为息贲症。

手少阴心经的筋：起于手的小指的内侧，结聚于掌后高骨，再上行而结于肘部内侧，进入腋下，与手太阴肺经的筋相交叉，夹乳的内侧而结聚于胸中，然后沿着贲门，向下与脐部相连。

本经筋所发生的病症表现为：胸内拘急、心下有积块坚伏而成伏梁、肘部拘急、本经筋所循行经过的部位，都会抽筋疼痛。

由于经筋受病会使经络上神经传导信号减弱，出现体液在病位上的缺乏，造成筋或筋膜失去应有的濡养，在病灶部位出现粘连，筋的弹性变差、变粗、变硬、变短、收缩能力减弱，不能正常发挥筋在机体中的作用，该放松时松不下来，伸展不灵活。在这样的状态下筋会出槽，骨骼会被筋拉动错位，产生颈椎、胸椎、腰椎突出、凹陷压迫脏腑，使脏腑产生异常状态。

椎体异常给人们带来的不良症状：

第 1、2 节异常：会引起失眠、健忘、视力下降、高血压、头晕、排尿异常、后胸疼、面瘫、眼干涩。第 3 节异常：会引起失聪、喉有异物感、耳鸣、甲亢、低热。第 4 节异常：会引起打嗝、三叉神经痛、甲亢、耳聋。第5节异常：会引起下肢瘫软、脑供血不足、记忆力下降、过敏性鼻炎、中风、中指麻木。第6节异常：会引起肩关节疼痛、低血压、上肢外侧麻木、无名指麻木。第7节异常：会引起低血压、尺侧麻痛、上肢外侧麻木、小指麻木。

第1节异常：会引起肩臂或颈有麻木感。第2、3节异常：会引起上臂后侧麻木、喉有异物感、胸闷肩胛沉重。第4节异常：会引起乳腺增生、单侧肌肉萎缩，并影响臂力。第5节异常：会引起肺部有压迫感、咳嗽、面部毛囊炎。第6、7节异常：会引起心血管疾病、中风、心悸。第8节异常：会引起消化系统疾病、胃病、胆囊炎症。第9节异常：会引起胆功能降低、口干苦。第10节异常：会引起脾功能下降、面色萎黄、月经不正常。第11节异常：会引起小肠吸收不好；面颊痤疮、易生疤痕、胰腺异常、糖尿病。第12节异常：会引起大肠功能受阻、大便不畅、皮肤粗糙有脓包。

第1节异常：会影响肾功能、大腿外侧麻木。第2节异常：会引起泌尿异常、糖尿病、阳痿。第3节异常：会引起性功能异常、阳痿、早泄。第4节异常：会引起坐骨神经、腰腿和二膝关节疼，股骨头坏死。第5节异常：会引起尿频或尿少、月经不调、下肢前侧麻木。

会引起下肢肌肉无力或萎缩、膀胱前列腺不正常。

会引起足跟痛、痛风。如果尾骨正常这些疾痛会消失。

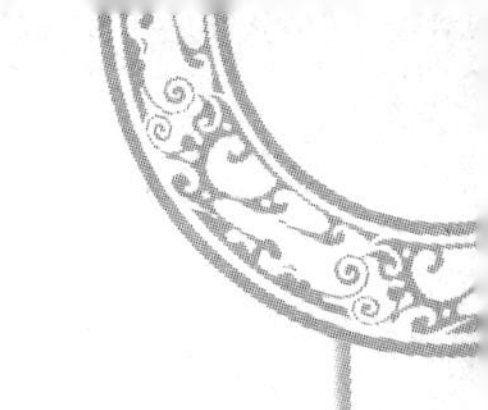

第二章　移筋整骨术的手法运用

运用移筋整骨术的手法是对这些病灶加以捋顺、疏通、拨开粘连，使气血、体液得以正常运行，从而可以达到康复的目的。

在这里简单介绍一下移筋整骨术的拨离方法。

移筋整骨术特有的拨离方法包括拨筋、筋膜拨离、肌肉的粘连拨离。

具体操作方法如下：

拨筋是在病灶部位上（以上肢为例）用指肚做 3～5 遍按揉后，再用拇指指肚按住粘连向外侧下 30° 用适当力挫动，感觉筋有脱动感即成功。

筋膜拨离是在肌肉与肌肉之间的连接处反复整理，从连接的边缘向粘连部做提捏，在粘连部位用拇指、食指、中指合力向上提拉到极限，再沿肌肉方向向下拉动数次，手下有分离感，拨离即成功。

在下肢大腿部的粘连可以用肘前臂加以配合，用前小臂加适当的力将粘连的筋抵住，向外侧前下方 30° 用挫动力进行闪动，感觉有脱动感表示拨离成功。

切记在施术过程中不可垂直用力，从肢体内侧向外侧施力就比较容易把粘连打开，往往会收到事半功倍的效果。用力要适度，以免对骨骼和肌肉造成伤害。

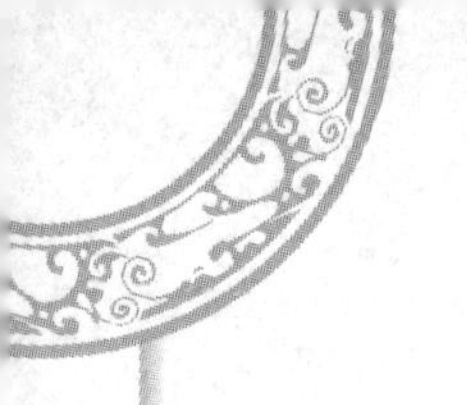

第三章 移筋整骨术的诊病方法

移筋整骨术是不用任何器械，用指肚的感觉能力来感知指下的异常变化，从而进行分析、判断疾病程度的诊病方法。

移筋整骨术包括如下方法。

当某一部位有病灶存在时，此处温度会发生异常，一般多用于脏腑病灶的诊察。

将食、中二指叉开以指肚沿脊柱两侧由上向下滑动，探索脊柱是否有异常。

主要用于肿块触诊，通过用指肚触摸肿块处是否光滑，推动肿块是否有移动感来诊察病情。

如果在诊察中发现有如下病灶需分别判定：

其形态圆滑如球，大小软硬不等，在皮下组织移动性不大，表示是慢性病和虚证。

其表面平滑似圆饼，质软不动，位于皮内较浅，这种结节会产生神经衰弱或慢性病。

其两头小中间大，形如织布梭子，表面平滑，质稍硬，位于皮下，常有移动性，多反映急性或炎性病变。

其形态卵圆，表面光滑，质软硬不等，可移动，多为结核病人。

多为长条形，粗细长短不等，质硬，可移动，一般反映是炎性病症。

不同形态的反应物，代表了不同的病症，一般认为梭状、条索状结节表示急性病，扁平及细条索状结节多表示慢性病。同一部位出现不同的反应物一般代表的是不同的疾病。

第四章　移筋整骨术的治疗方法

第一节　点穴调阴阳法

患者仰卧，术者将气提到肩井穴经曲池到手指肚，用右手大拇指指肚点患者左手合谷穴，再点右侧太冲穴，再点患者右合谷穴，然后点左侧太冲穴。以上各穴点完后，术者站在患者右侧用右手中指点中脘穴，各穴先泄三十六下，后补七十二下；泄法、补法都是顺时针方向按揉；泄法稍重，按揉速度要快；补法要轻柔，速度稍慢。

附本节相关 5 个穴位图如下：

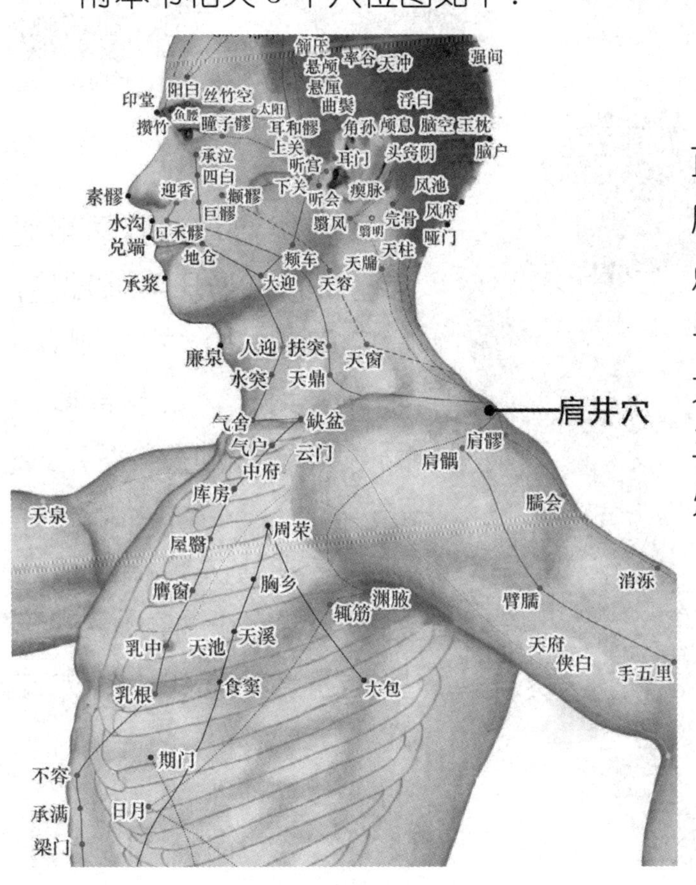

位于肩上，前直乳中，当大椎与肩峰端连线的中点，即乳头正上方与肩线交接处（在大椎穴与肩峰连线三中点，肩部最高处）。

位于足背侧，当第一跖骨间隙的后方凹陷处（第一、二趾跖骨连接部位中）。以手指沿大脚趾、次趾夹缝向上移压，压至能感觉到动脉映手，即是此穴。

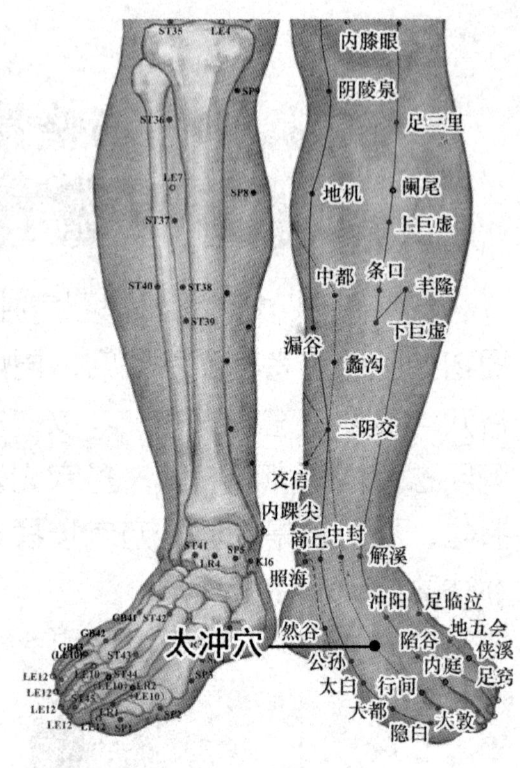

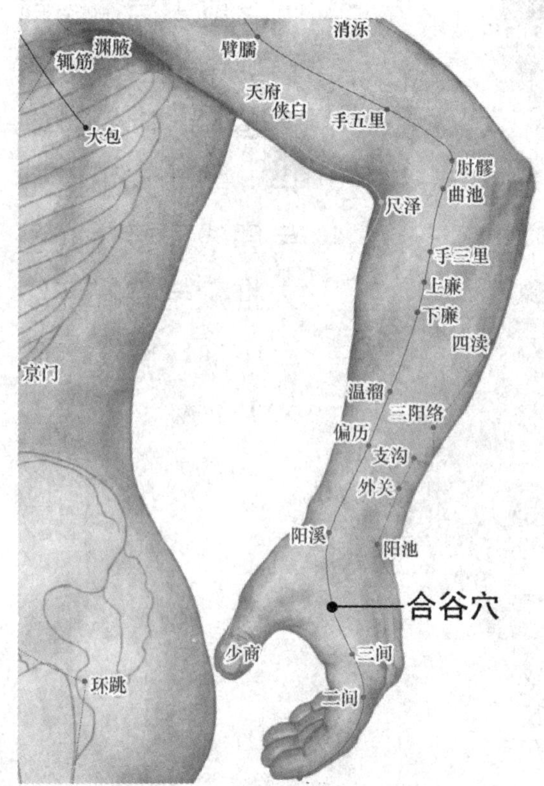

侧腕对掌，自然半握拳，合谷穴位于手背部位，第二掌骨中点，拇指侧（在手背，第一、二掌骨间，第二掌骨桡侧的中点）。

以一手的拇指指骨关节横纹放在另一手拇、食指之间的连接处，当拇指尖下即为此穴。

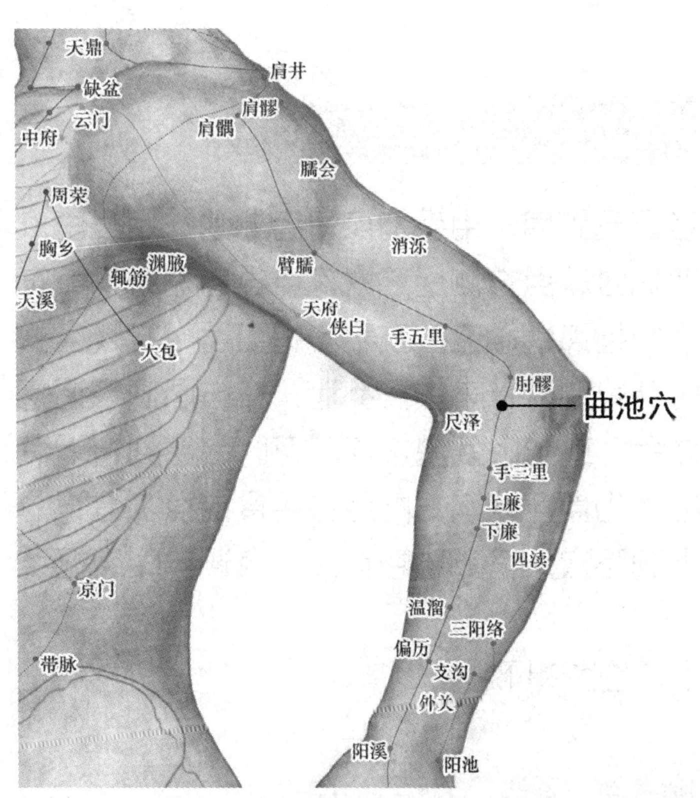

位于肘横纹外侧端，屈肘，当尺泽穴与肱骨外上髁连线中点（肘横纹尽处，即肱骨外上髁内缘凹陷处）。

位于人体上腹部，前正中线上，当脐中上4寸。

胸骨下端和肚脐连接线中点即为此穴。

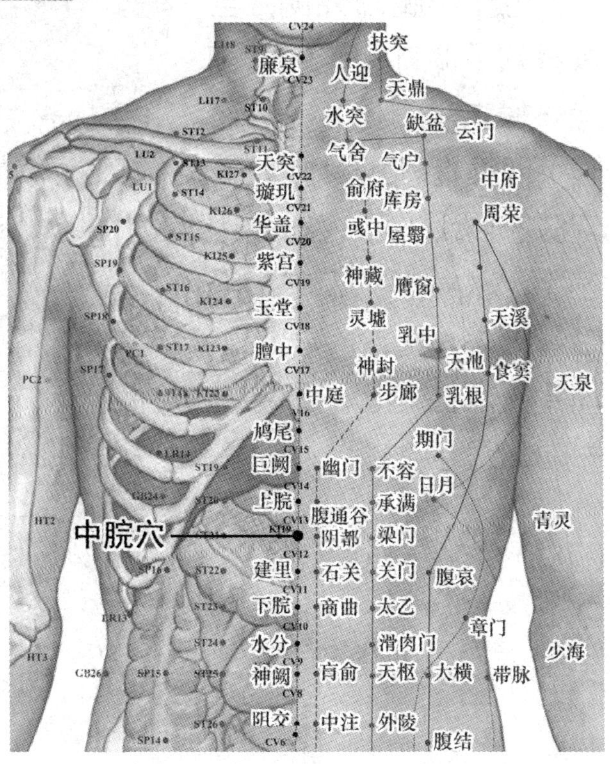

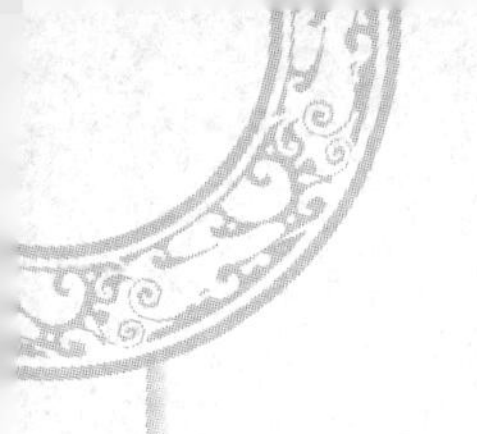

第二节 补中气法

患者仰卧，术者调气到肩，用手指点患者曲池、足三里，应交叉点穴，点左曲池时就点右侧足三里，点右曲池时就点左侧足三里，然后右手中指点阑门穴，左手中指点巨阙穴（上脘穴上 1 寸）。用顺时针或逆时针来进行补泄，左右回旋来调整点、揉、按。细心体会，或能听到流水声，有时会感到指下有水流动，即为通，左手仍点巨阙穴，再用右手食指点水分、下脘、建里、中脘、上脘等穴，有上述感觉即为点通，缓缓把手放开。

附本节相关 9 个穴位图如下：

位于小腿前外侧，当犊鼻穴下 3 寸，距胫骨前缘一横指（中指）、外膝眼下四横指、胫骨边缘（找穴时左腿用右手、右腿用左手，以食指第二关节沿胫骨上移，至有突出的斜面骨头阻挡为止，指尖处即为此穴）。

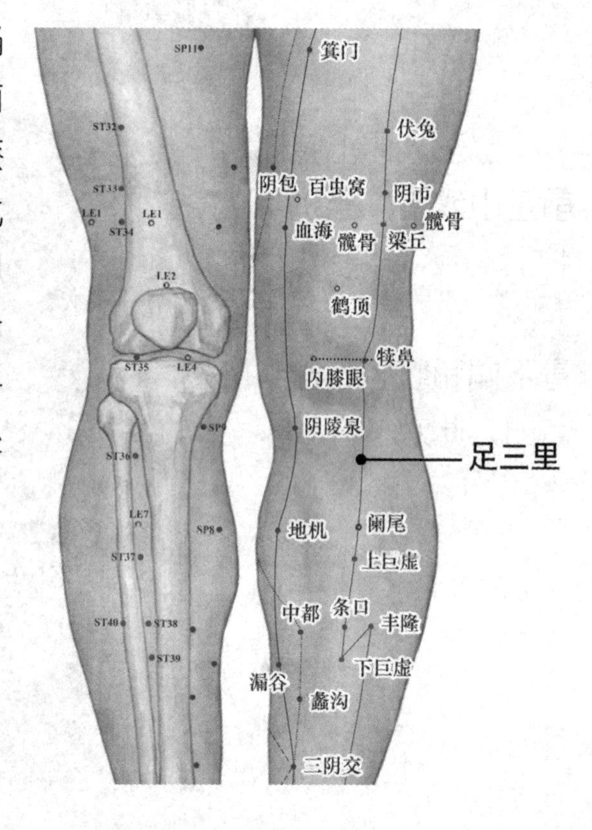

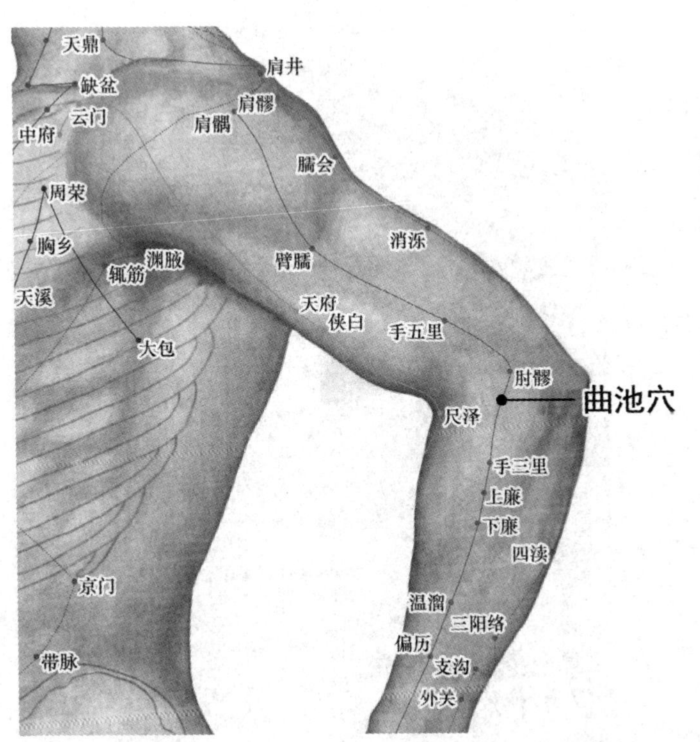

位于肘横纹外侧端，屈肘，当尺泽穴与肱骨外上髁连线中点（肘横纹尽处，即肱骨外上髁内缘凹陷处）。

位于上腹部，前正中线上，当脐中上 6 寸（腹部中部，左右肋骨相交之处，再向下二指宽即为此穴）。

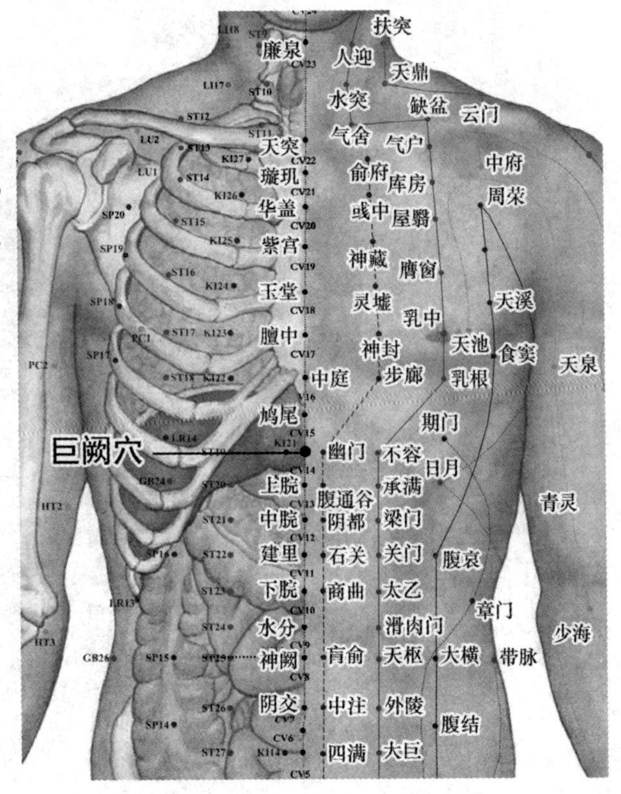

位于人体上腹部，前正中线上，当脐中上4寸。

胸骨下端和肚脐连接线中点即为此穴。

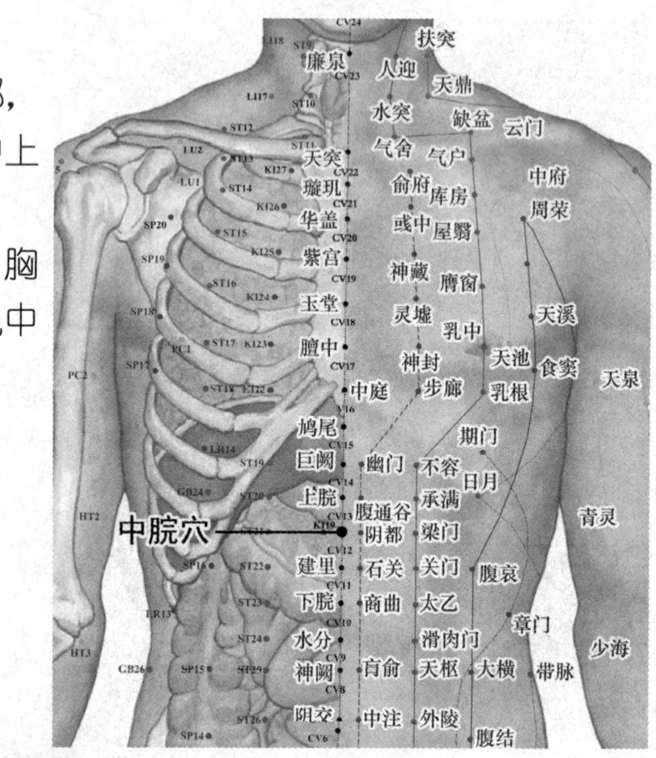

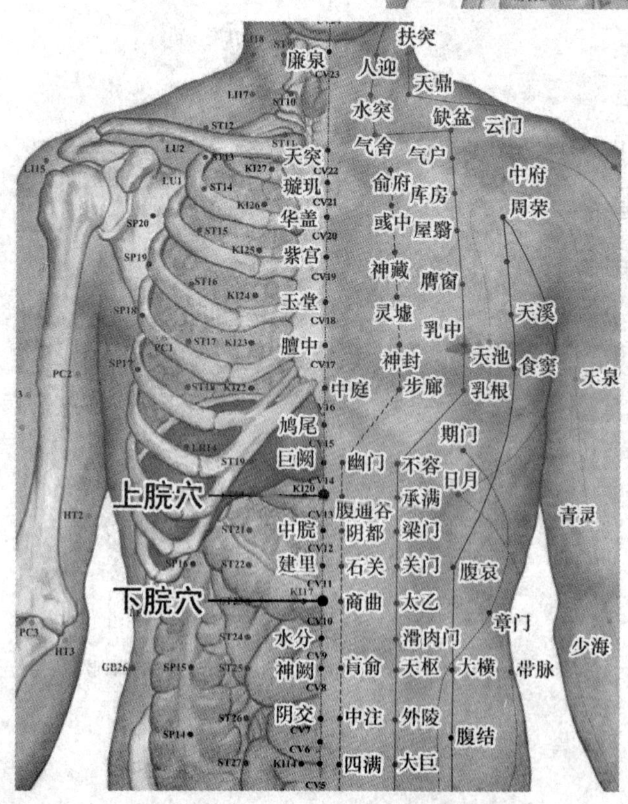

位于人体的上腹部，前正中线上，当脐中上5寸。

位于人体的上腹部，前正中线上，当脐中上2寸。

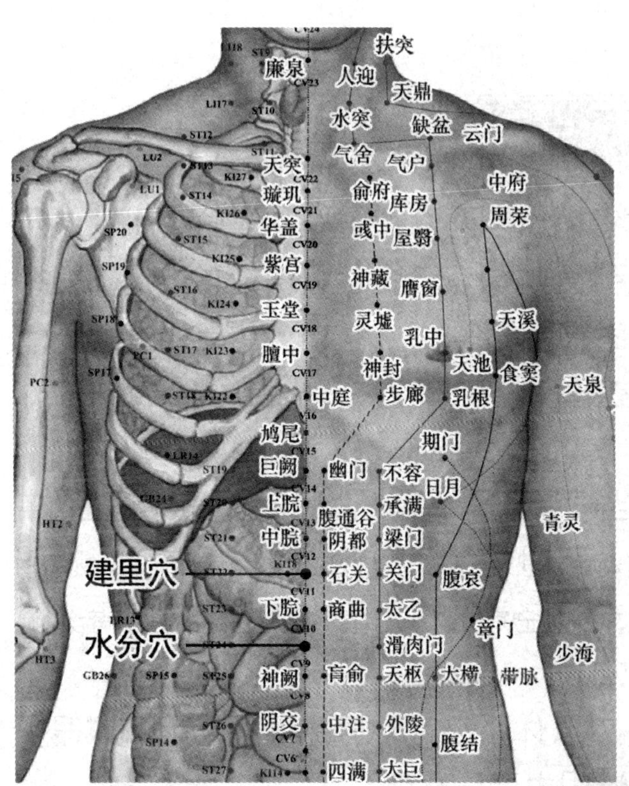

位于人体的上腹部，前正中线上，当脐中上 3 寸。

位于人体中腹部，前正中线上，当脐中上 1 寸，即肚脐上一指宽处（即拇指的宽度）。

位于肚脐正上方 1.5 寸的位置。

腹部泄法和补法都是顺时针旋转。

手法稍重，按揉速度快（每秒两下），按揉范围要大。

轻揉，旋转速度稍慢。

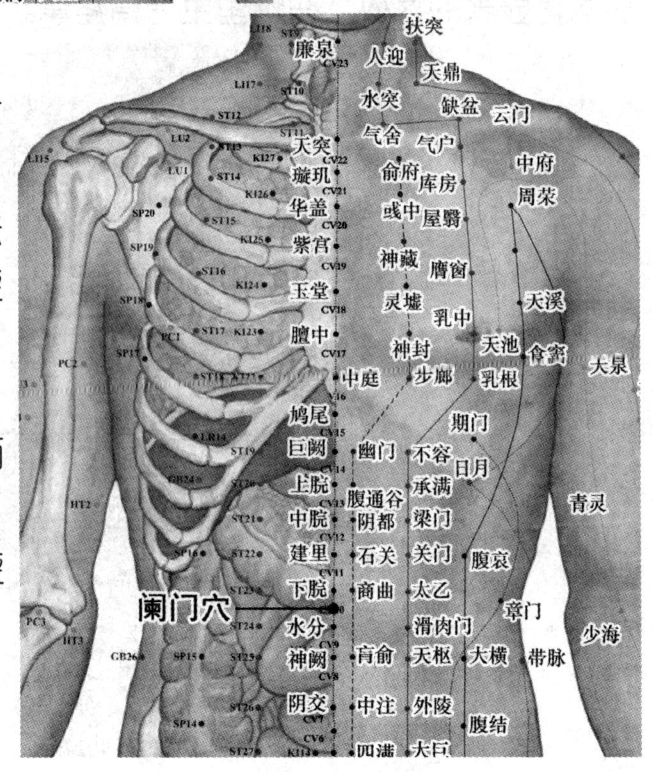

第三节　点穴治疗胃痉挛法

患者仰卧在床，术者调气到两肩，用拇指先后点患者两足三里穴，再站在患者右侧用中指点上脘、下脘，感觉指下有松畅感即可放手，此时患者疼痛消失。

附本节相关 3 个穴位图如下：

位于小腿前外侧，当犊鼻穴下 3 寸，距胫骨前缘一横指（中指）、外膝眼下四横指、胫骨边缘（找穴时左腿用右手、右腿用左手，以食指第二关节沿胫骨上移，至有突出的斜面骨头阻挡为止，指尖处即为此穴）。

对人体系统有明显的调理作用，对很多疾病有显著的疗效，在这里主治胃痉挛。

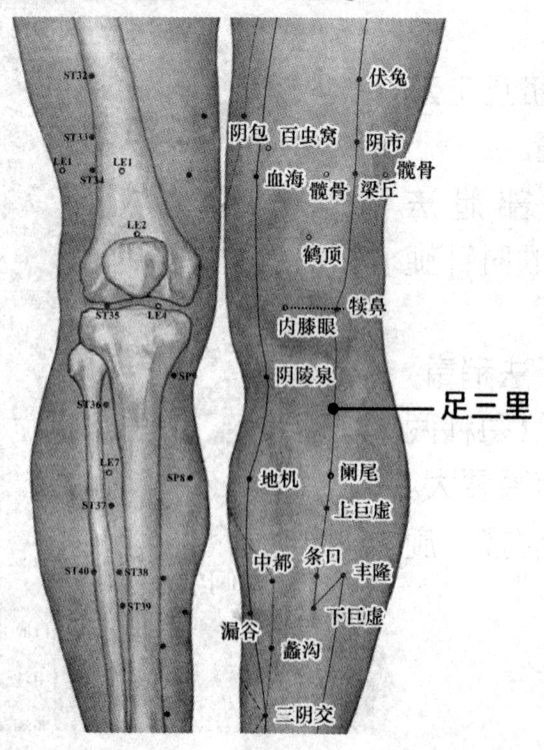

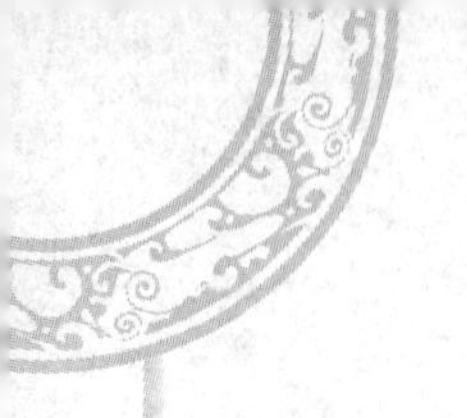

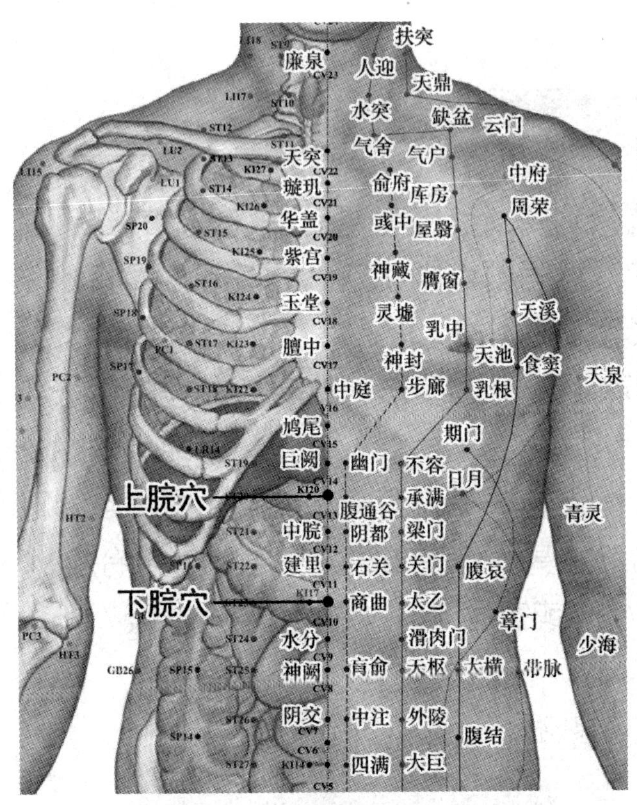

位于人体的上腹部，前正中线上，当脐中上5寸。

可减轻症状，解除隔肌痉挛。

位于人体的上腹部，前正中线上，当脐中上2寸。

可止胃痛，消胃炎症。每穴点按108下即可。

腹部泄法和补法都是顺时针旋转。

手法稍重，按揉速度快（每秒两下），按揉范围要大。

轻揉，旋转速度稍慢。

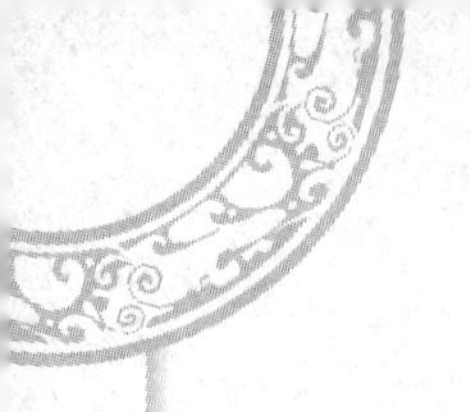

第四节　治胃下垂法

患者仰卧，术者调气到肩，点患者足三里穴、归来穴、提托穴、中脘穴、上脘穴，然后再点中脘穴，力度因人而宜，以患者感觉为度，不可太重，亦不可太轻。

先泄 36 下，再补 72 下，补的手法亦要轻柔，泄的手法亦要稍重。

这种病的患者在人体正中线上会有一条硬线，每次点穴时以硬度有松懈感、软化感为度，当硬线消失时胃下垂已治愈。

此治疗应在饭前 2 小时或饭后 3 小时进行。全程一般 7 ～ 10 天即可治愈。

附本节相关 5 个穴位图如下：

位于小腿前外侧，当犊鼻穴下 3 寸，距胫骨前缘一横指（中指）、外膝眼下四横指、胫骨边缘（找穴时左腿用右手、右腿用左手，以食指第二关节沿胫骨上移，至有突出的斜面骨头阻挡为止，指尖处即为此穴）。

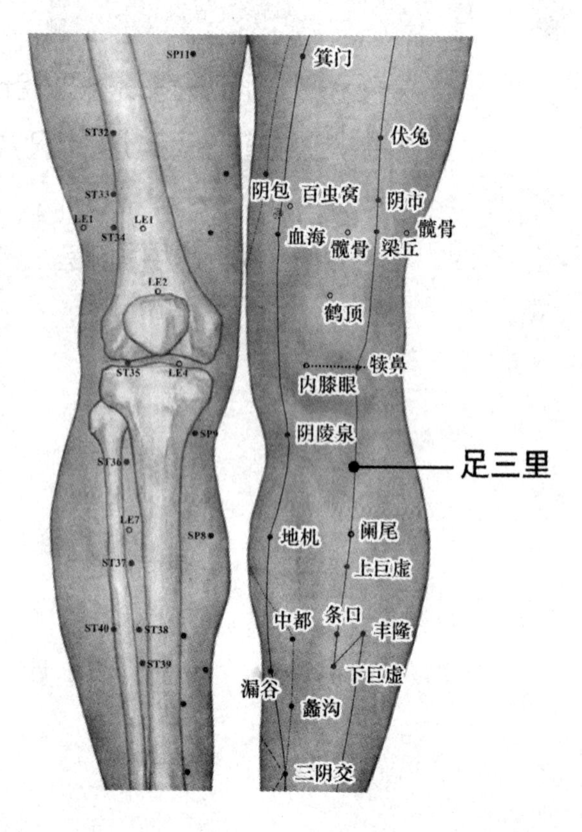

位于人体的下腹部，当脐中下 4 寸，距前正中线 2 寸。点按该穴可治疗疝气、腹痛。

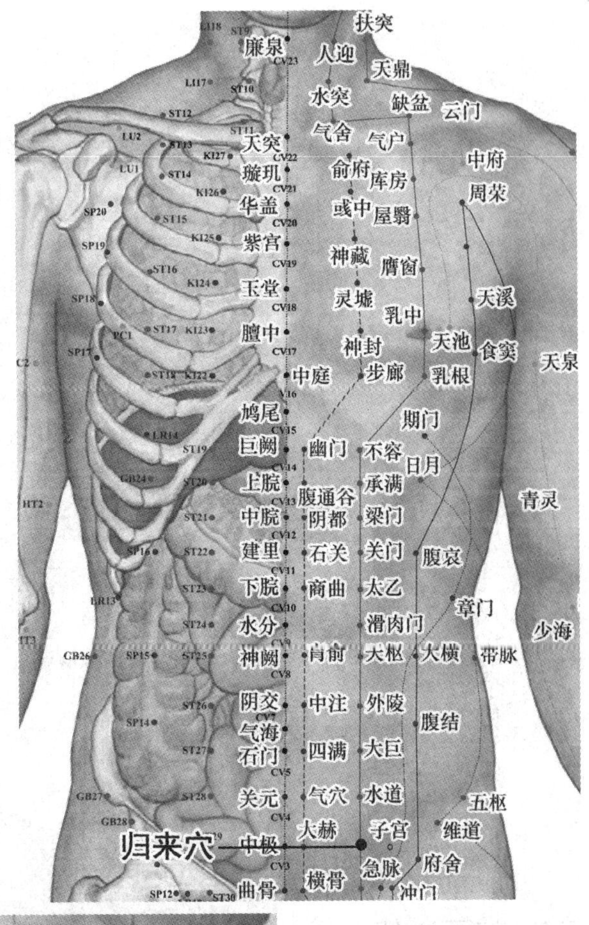

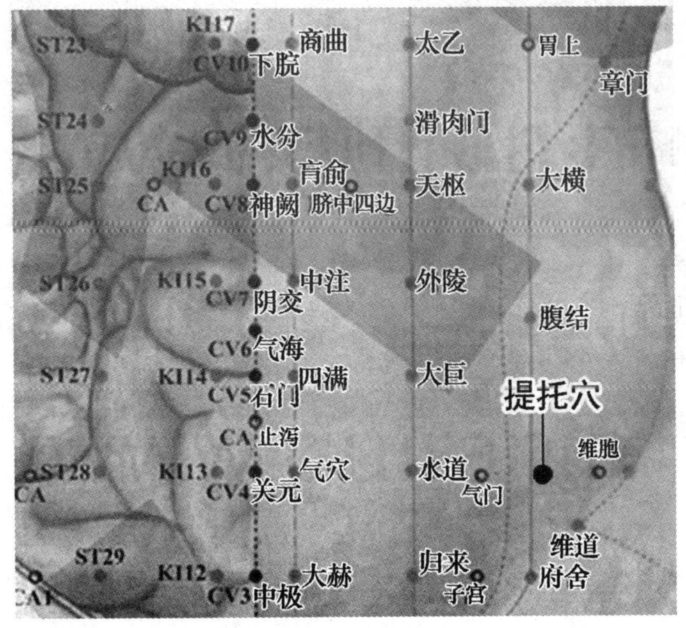

在下腹部，脐下 3 寸，旁开 4 寸处；仰卧取穴。点按该穴对器官下垂有极好的治疗作用。

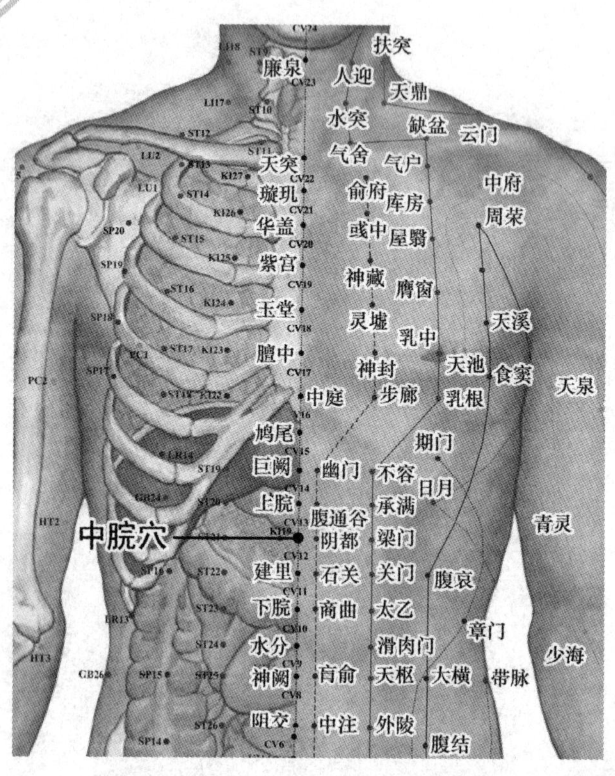

位于人体上腹部，前正中线上，当脐中上4寸。

：胸骨下端和肚脐连接线中点即为此穴。

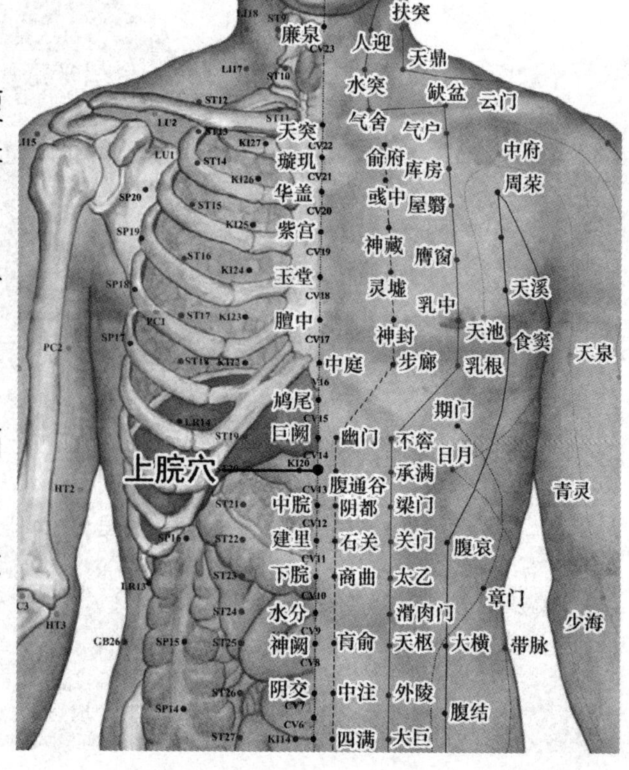

位于人体的上腹部，前正中线上，当脐中上5寸。

腹部泄法和补法都是顺时针旋转。

手法稍重，按揉速度快（每秒两下），按揉范围要大。

轻揉，旋转速度稍慢。

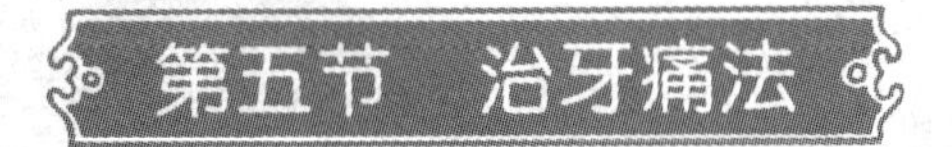

第五节　治牙痛法

患者取坐位，术者调气到两肩，以拇指点患者合谷穴、颊车穴，如上牙痛加上关穴。此法适用于牙齿神经没有外露的患者，牙齿神经外露者效果不佳。左侧牙痛，点右侧合谷穴，然后再点左侧颊车穴、上关穴，疼痛会马上消失。如右侧牙痛，点左侧合谷穴，然后点右侧颊车、上关穴即可。双侧牙痛就点双侧穴位。

附本节相关 3 个穴位图如下：

侧腕对掌，自然半握拳，合谷穴位于手背部位，第二掌骨中点，拇指侧（在手背，第一、二掌骨间，第二掌骨桡侧的中点）。

面部疾病、咽喉肿痛、牙齿疼痛、半身不遂、指挛臂痛、鼻炎。

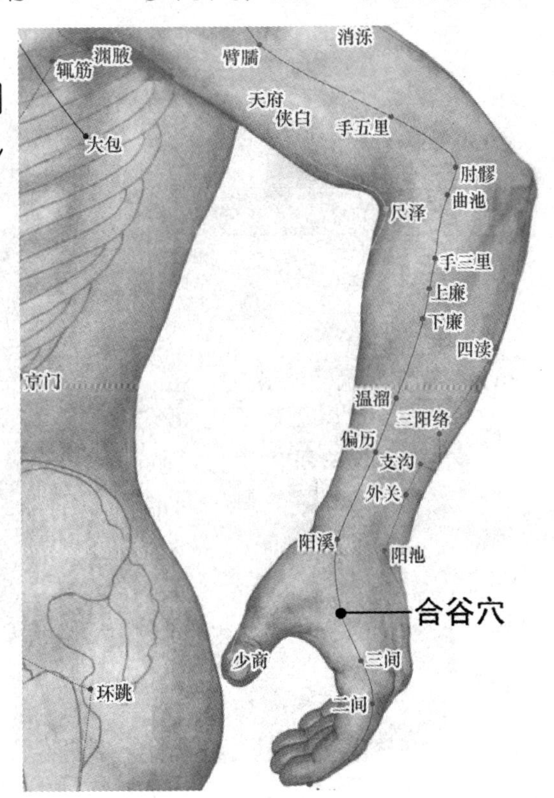

位于头部侧面下颌骨边角上，向鼻子斜方向约 1 厘米处的凹陷中【即面颊部，下颌角前上方约一横指（中指），当咀嚼时咬肌隆起，按之凹陷处】。

牙痛、齿痛。

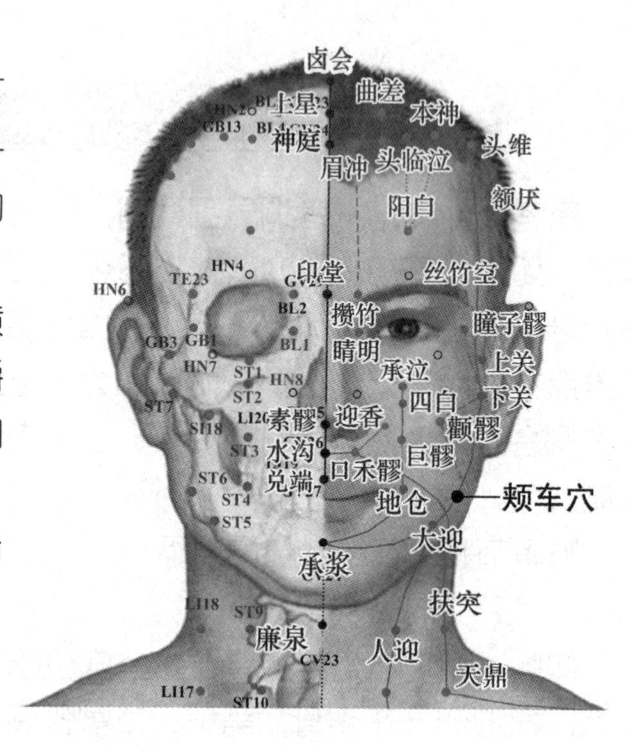

位于人体的耳前，下关直上，当颧弓的上缘凹陷处。

头痛、齿痛、面痛、眩晕。

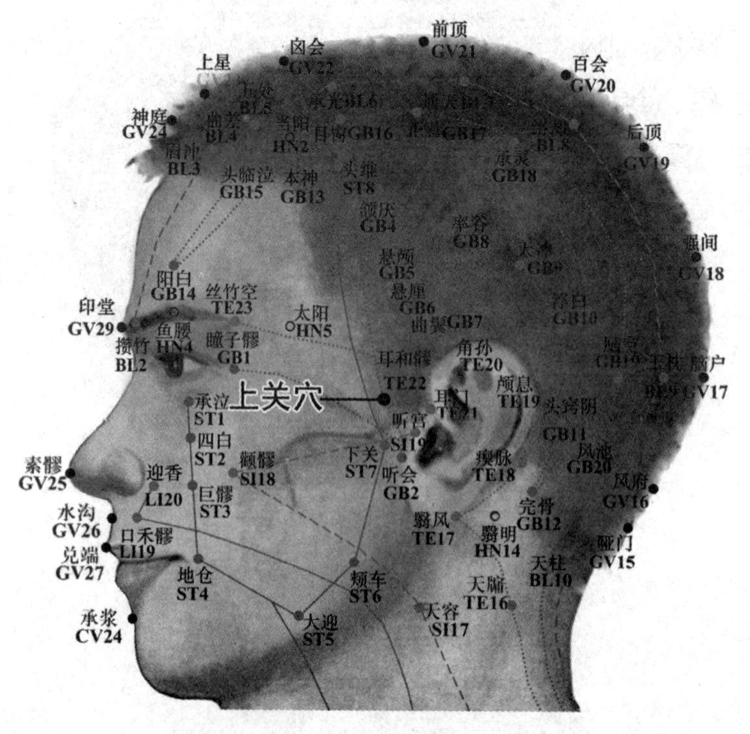

第五章　移筋整骨术对颈、胸、腰椎关节疾病的治疗

第一节　颈椎疾病的治疗

移筋整骨术与其他的按摩治疗有所不同。人体的肌肉附着在骨骼上，经筋是在肌腱中包裹或通过，在颈椎病的治疗上，筋是在肌肉的收缩、伸展或放松中起着支配骨骼活动的作用。

筋与气、血、骨有着密切的联系：筋养气、气养血、血养筋、筋束骨，气、血、筋三者循环相生，互为影响；筋不养气，气不能行血，血不行则筋不得养，筋不得养则枯，筋枯则不能束骨；因此骨骼会错位、突出、增生，产生病灶。肌性痉挛会在病灶部位同时出现。

人体骨骼的连接是以筋穿连而成的，人的动作灵活与否、力量的大小与筋的弹力有关，气血足，筋的弹力就大，弹力大，力量就大。

人身上的总筋有两条，从后脑交叉，由项通背，顺腿到足跟，其支脉分布到臂的筋绕穿骨骼，从背到肩，由臂到肘，过腕到指尖，其筋比腿部的筋细。背部的两条大筋由脊骨从脑后直下，左右分布如带，到肾俞处，经环跳，顺腿到前膝而下，直至足跟，腿部的筋比臂部的筋粗，因为这些筋都从颈部通过，在治疗颈部疾病时，首先要从四肢、腰部、肩部开始，然后到颈椎。

此类病症，小腿的腓骨外侧的筋会有很重的粘连，特别是这个部位的筋会很硬，一直到足跟。悬钟穴会有硬节覆盖，髓会悬钟，所以对脊髓有着不良的影响，悬钟穴是治疗此病的重要穴位。

附本节相关 7 个穴位图如下：

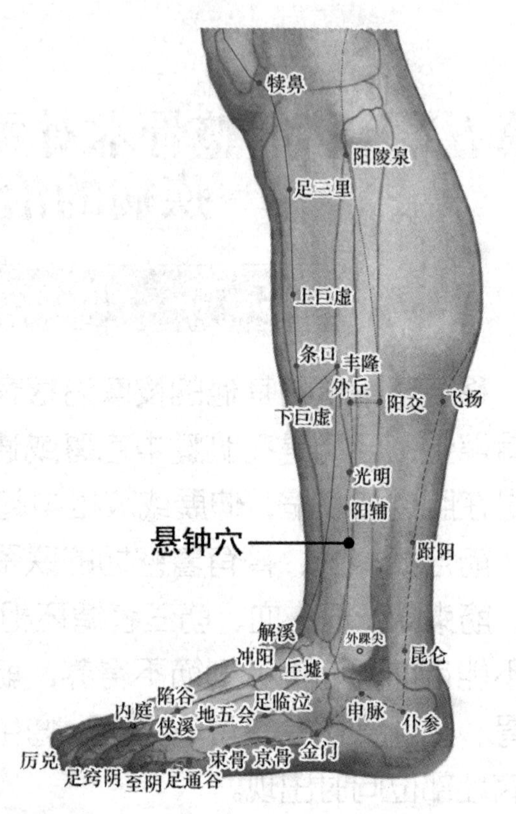

位于人体的小腿外侧，当外踝尖上 3 寸，腓骨前缘。

半身不遂、颈项强痛、落枕、坐骨神经痛、下肢痿痹。

除此之外还有两个重要的穴位：筋关穴、筋府穴。

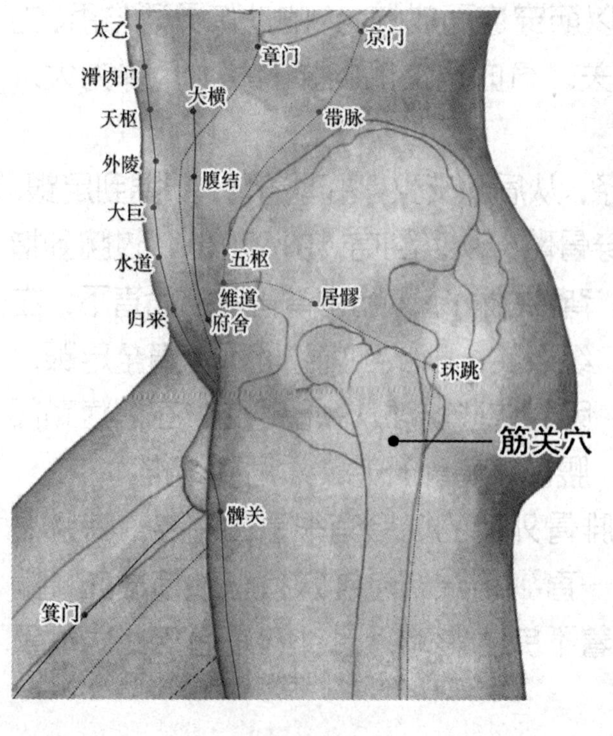

在大腿转子骨的最高点上，向正下方 1.5 寸。有一条大筋经过，正常时可直接摸到骨，有病灶时此处很厚，有时会有很大的隆起，直接关乎整个脊柱和全身的筋。本穴是治疗腰椎间盘类疾病的重要穴位。

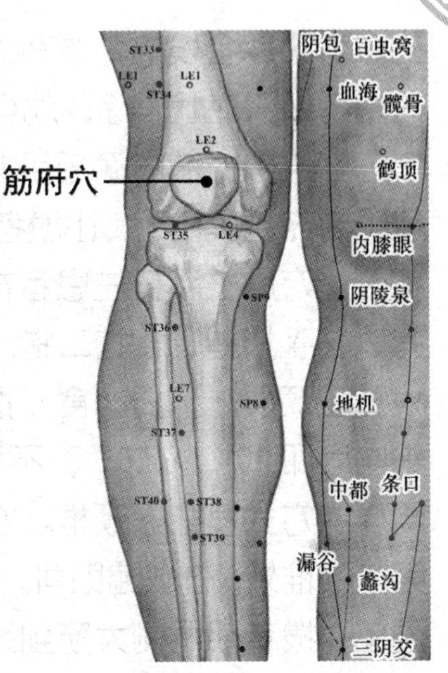

在膝盖大腿与小腿的连接点正中线上，绕膝关节一周。

本穴是人体大筋聚结之处。大筋极易粘连，会造成屈伸不能，行则偻俯，会直接影响到颈、胸、腰，本穴是治疗此类疾病的重要穴位。

在治疗颈、胸、腰椎关节疾病时，先从筋关入手，这一穴位对各脏腑筋膜也起着很大的调节作用。

头部麻木、疼痛、时有头晕、仰头颈痛、颈僵肩沉、易疲劳。

颈肌紧张、多条索状物、筋性结节、风池穴下与枕部连接处双侧或单侧有硬结。

颈 2、3、4 节有强直和椎体增生、压迫硬脊膜囊、颈椎管狭窄，触诊时在椎管狭窄部位会摸到筋性或肌性粘连。

患者仰卧，术者触摸患者两侧筋关，诊察两侧哪一面较轻一些（从隆起大的为重），从轻的一侧入手，向下经风市、筋府穴，一手接一手连续不断地按揉到脚踝骨。尽可能地去打开筋关穴、筋府穴、悬钟穴，3 ～ 5 遍，脾经在膝关节为重点，揉拿 3 ～ 5 遍。两侧操作完后，取合谷、曲池、列缺穴。然后按揉手部阴、阳经从臂到手，从手到臂，反复 3 ～ 5 遍。

再让患者俯卧，从筋关按揉到足跟，从筋府按小腿外侧，要尽力拨脱腓骨上的粘连，消除悬钟穴上的覆盖硬结。此时有的患者颈部会发热，更有甚者会感到颈后丛韧带有抽动感，此时患者仰头症状解除，就可以做颈部强直复位了。

先放松颈部肌肉。以肌肉部位均匀没有结节为准。待肌肉充分放松后，让患者侧卧（以左侧在上为例），术者在患者头上方用左手托住患者右脸头部，患者颈部要保持平整，术者以左手拇指、食指二指，以适当的力度捏住第七颈棘突，掌根贴在颈项上，拇、食二指轻向前挤推，此时右手轻推患者的头向后仰 30°～40°，不可过于后仰，把头回到原处。左手以同样的方式捏第六颈椎。右手做上述动作，以此类推，直做到第一颈椎处，做 3 遍即可。做完左侧再做右侧，双侧做完后，从腰部弹拨背部两侧大筋到颈部，反复放松到两肩胛肌肉后下床坐在凳子上，术者站在患者背后（以 2、3、4 强直为例）以右手拇指指肚横着按在第四颈椎上，左手横放在患者前额慢慢向后搬，仰头部至不能再仰时，右手拇指轻轻用力前推，左手做一个向后 5°～10° 的闪动力（不可用力过猛，一闪即停）。此时会听到复位响声，没有声音也可以，照此做 3.2 节的复位。此法简单、安全可靠、效果好。要注意的是，肌肉结节和筋性粘连没有打开时，不要做复位，以免再次把颈关节拉出，形成习惯性错位。一般不超过 30 天治疗就可以痊愈。

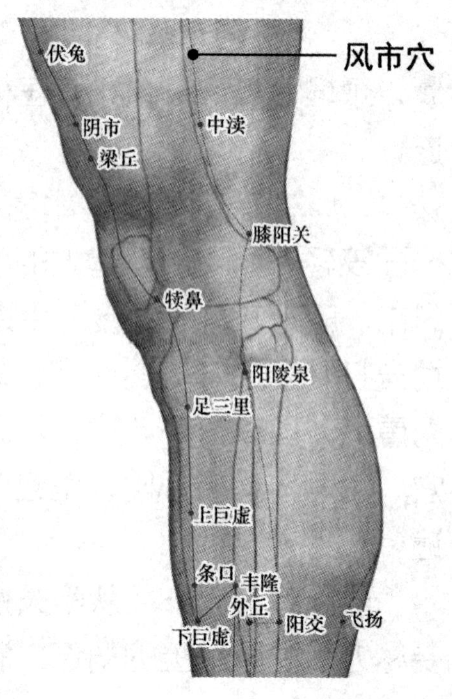

位于人体的大腿外侧部的中线上，当腘横纹上 7 寸，或直立垂手时中指尖处。

侧腕对掌，自然半握拳，合谷穴位于手背部位，第二掌骨中点，拇指侧（在手背，第一、二掌骨间，第二掌骨桡侧的中点）。再介绍一种简易找穴法：将拇指和食指张成45°时，位于骨头延长角的交点即是此穴。

面部疾病、咽喉肿痛、牙齿疼痛、半身不遂、指挛、臂痛、鼻炎。

在肘横纹外侧端，屈肘，当尺泽与肱骨外上髁连线中点。

头痛、目赤齿痛、咽喉肿痛、热病、肘臂酸痛、上肢不遂。

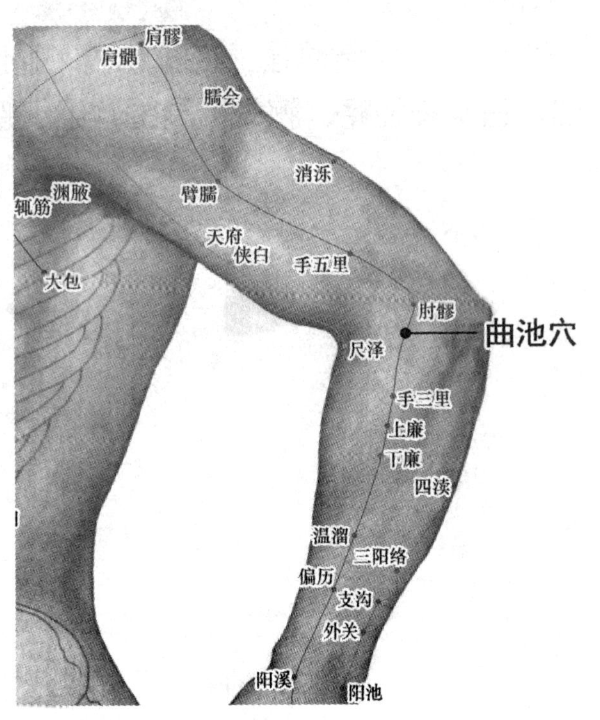

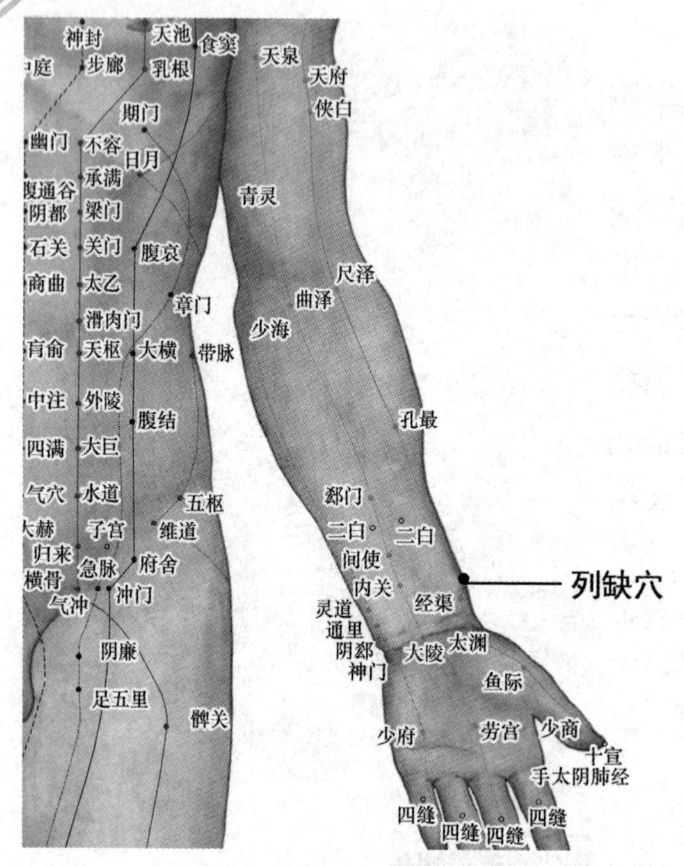

位于手腕内侧（大拇指侧下），能感觉到脉搏跳动之处（或在前臂桡侧缘，桡骨茎突上方，腕横纹上1.5寸，当肱桡肌与拇长展肌腱之间）。简便取穴法：两手虎口自然平直交叉，一手食指按在另一手桡骨茎突上，指尖下凹陷中即是此穴。

头痛项强、咳嗽气喘、咽肿齿痛、口眼㖞斜、掌中热、三叉神经痛、腕关节周围软组织疾患等。

第二节　胸椎疾病的治疗

患者主要症状：上臂后侧麻木、喉有异物感、干咳不止。

触诊灶状：胸椎二、三节两侧有肌性结节。影像显示胸椎二、三节向右偏移。

治疗：患者俯卧，点按双侧委中穴，先用弹拨法做 36 次，力度适中，以患者能忍受为度。再用拇指点委中穴，在腿外侧向下 30° 点按 3 ～ 5 次，以有酸、痛、麻、胀感为止。从筋关揉按到足，3 ～ 5 遍，从秩边穴揉按到颈部新设穴，从肩井穴沿颈椎两侧按揉到风池穴各 3 ～ 5 遍，左右相同，胸椎二、三节为重点处，待胸椎二、三节结节消失时，可做复位手法。

复位：患者俯卧，头探出床外，肩与床沿平齐，把头低下，右手将患者头部转向右侧，以左手掌根同时抵住二、三节胸椎，用适当的闪动力将其归位，检查是否归位彻底，如不彻底可按此法重新操作，直到归位彻底为止。如力道适宜，一般一次就可达到目的，施力一般在 2.0 ～ 2.5 千克。复位后患者症状消失。

附本节相关 5 个穴位图如下：

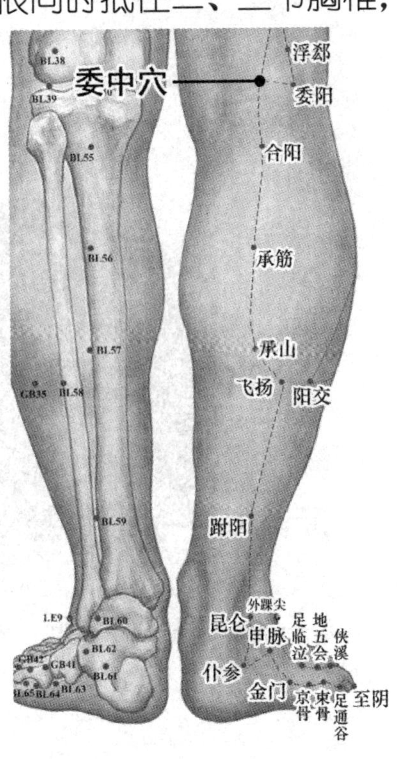

位于腘横纹中点，股二头肌腱与半腱肌腱中间，即膝盖里侧中央。

腰脊强痛、股膝挛痛、下肢痿痹、中风昏迷、半身不遂、癫痫、腰扭挫伤、坐骨神经痛、下肢麻痹。

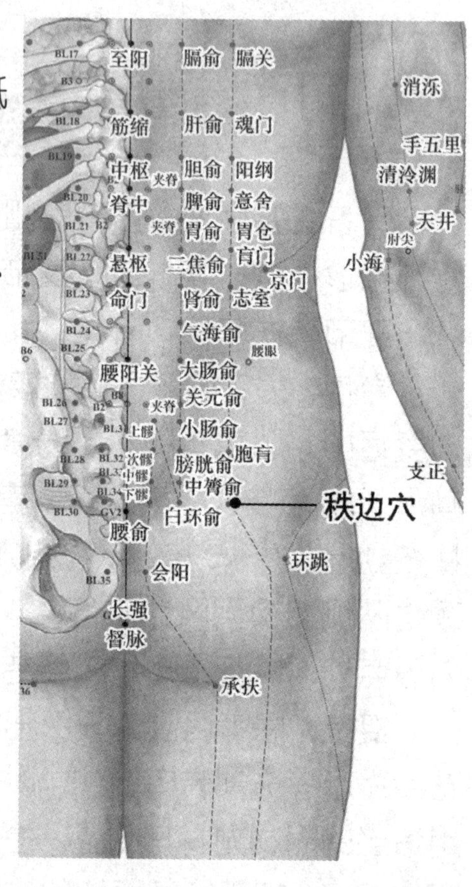

位于人体的臀部，平第 4 骶后孔，骶正中嵴旁开 3 寸。

腰骶痛、下肢痿痹、大小便不利、痔疮、坐骨神经痛、下肢痿痹或瘫痪等。

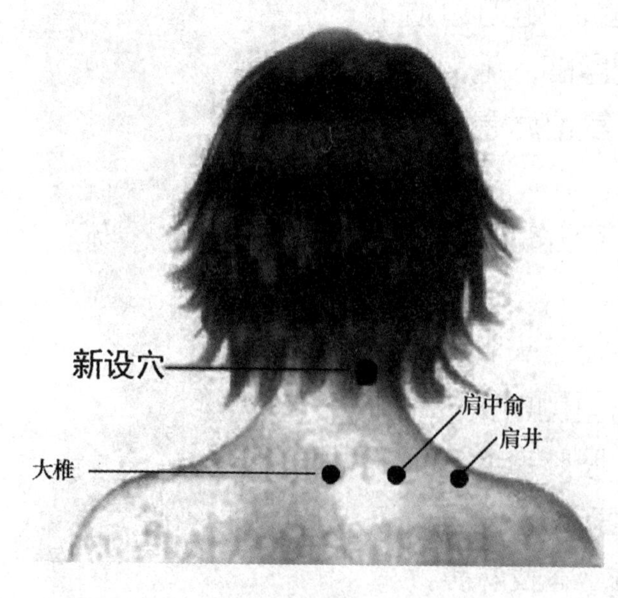

位于第三、四颈椎之间，旁开正中线 1.5 寸。取穴时，患者正坐或俯伏，风池穴直下，项后发际下 1.5 寸。

位于肩上，前直乳中，当大椎与肩峰端连线的中点，即乳头正上方与肩线交接处（在大椎穴与肩峰连线中点，肩部最高处）。

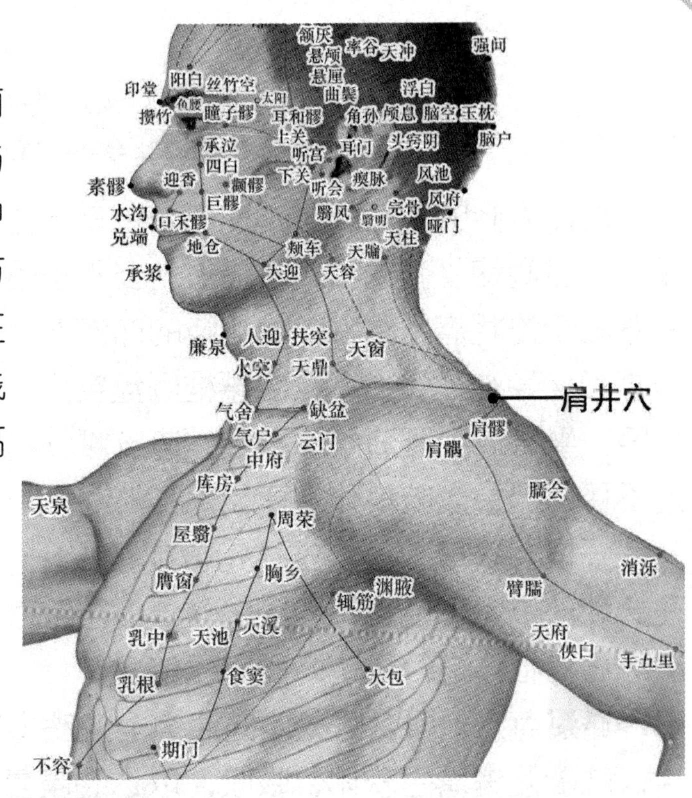

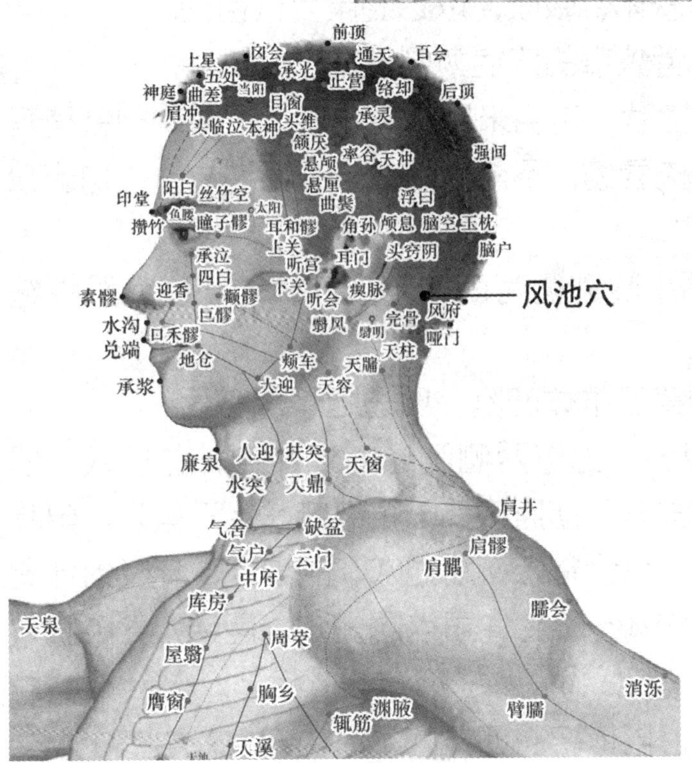

位于后颈部，后头骨下，两条大筋外缘陷窝中，相当于与耳垂齐平（或当枕骨之下，与风府穴相平，胸锁乳突肌与斜方肌上端之间的凹陷处即是）。

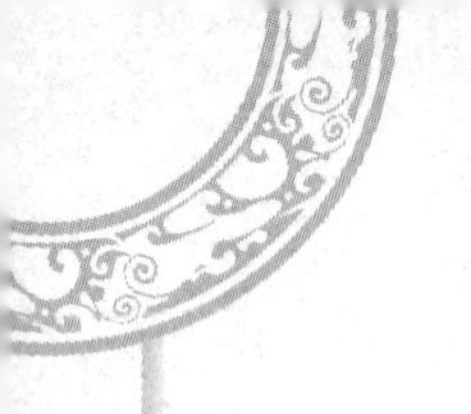

第三节　腰椎疾病的治疗

现在人们的生活和工作姿态较以前发生了很大的变化，大都以长时间的坐姿为主，再加上坐姿不正确、背肌长时间处于紧张的牵拉状态，便会影响下肢的血液循环。在这种情况下，腰椎和坐骨神经受损，致使腰椎间盘突出、膨突、错位，椎管狭窄，坐骨增生压迫坐骨神经，造成腰腿疼痛、站立困难、行走不便，严重影响身体健康。

腰椎管狭窄大多是椎体错位或椎体增生压迫椎管产生的，在病灶部位会形成肌性和筋性粘连。在治疗时，要把这些粘连拨除后对椎体进行复位，解除压迫。

通过点穴，可以使人体血液中的血钙增加，人体内血钙充足，就能促进增生软化、吸收，以达到康复的目的。

在这里，以椎管狭窄的病症为例做如下介绍：

患者（男性）症状：走百米后腰痛腿麻，下蹲片刻会稍有缓解，一侧大腿肌肉萎缩，不能久坐或长时间站立，性功能减退。

两小腿外侧有筋性粘连，病灶部位有肌性结节。

腰第三椎体凹陷，压迫椎管狭窄。

患者仰卧，先点两侧肝经的太冲穴、曲泉穴，理筋以调肝。再点筋关穴、筋府穴、阳陵泉穴、足三里穴、申脉穴，反复 3 ～ 5 遍。点合谷穴、曲池穴、列缺穴，上肢内外侧的阴阳经，反复揉按 3 ～ 5 遍，再点阑门穴、巨阙穴、中脘穴以调中气。

然后患者俯卧，再依次将筋关穴、风市穴、委中穴、阳交穴、悬钟穴、昆仑穴、照海穴反复揉按 3 ～ 5 遍，有结节处重点揉按弹拨，尽力去打开结节和粘连，再从筋关沿背部两侧大筋揉按到颈椎，特别是以大杼穴为重点揉按处，病灶部位要轻柔，意在消除结节和粘连。

患者俯卧，术者站在患者右侧，左手大拇指重点揉按承山穴，右手用掌推患者右侧腰部，使其腰部大幅度摆动 1 ～ 2 分钟，然后换到另一侧继续如此操作。承山穴是治疗椎管狭窄的要穴。

待 3 天后结节和粘连消除后方可复位（也许需更长时间）。

患者俯卧，在正对患部的腹下垫一枕垫，术者站在患者左侧，用力将患者第三腰椎部位的肌肉横向拉起，用力向上垂直拉住，让患者深吸一口气，然后让患者咳嗽，借咳嗽对身体的震动力将第三腰椎拉出复位，有时能听到复位的响声，没有响声也可以，然后再用触诊检查病位是否正常。一次不成功可多次进行复位，复位成功后，患者做动作，阳性反应消失。

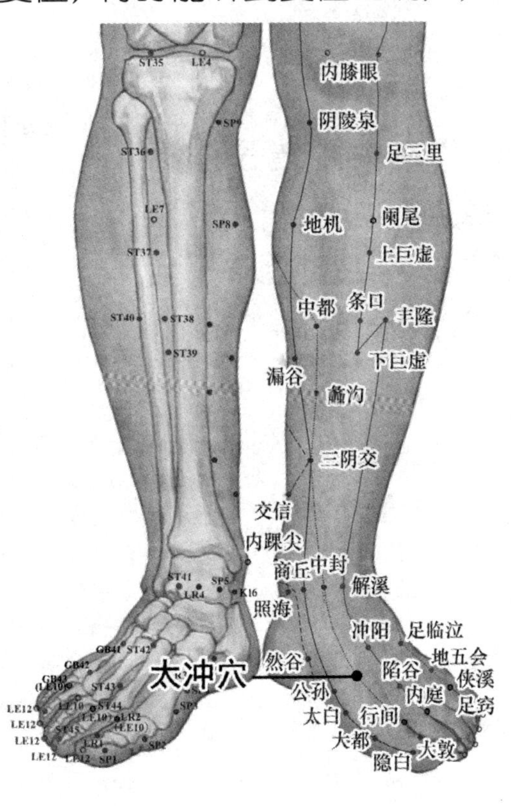

位于足背侧，当第一跖骨间隙的后方凹陷处（第一、二趾跖骨连接部位中）。以手指沿大脚趾、次趾夹缝向上移压，压至能感觉到动脉映手，即是此穴。

理肝气。

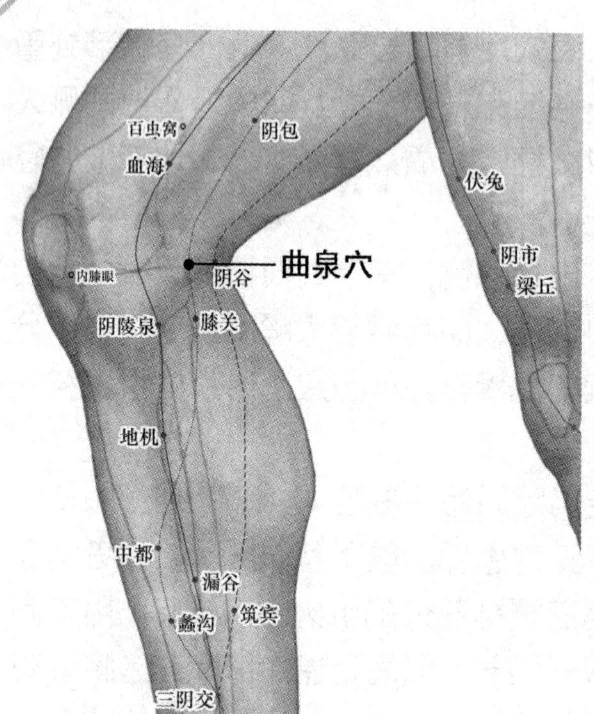

位于人体的膝内侧，屈膝，当膝关穴节内侧端，股骨内侧髁的后缘，半腱肌、半膜肌止端的前缘凹陷处。

下肢痿痹、软组织疾患。

在大腿转子骨高点上的大筋。

此筋关乎全身的筋和筋膜。

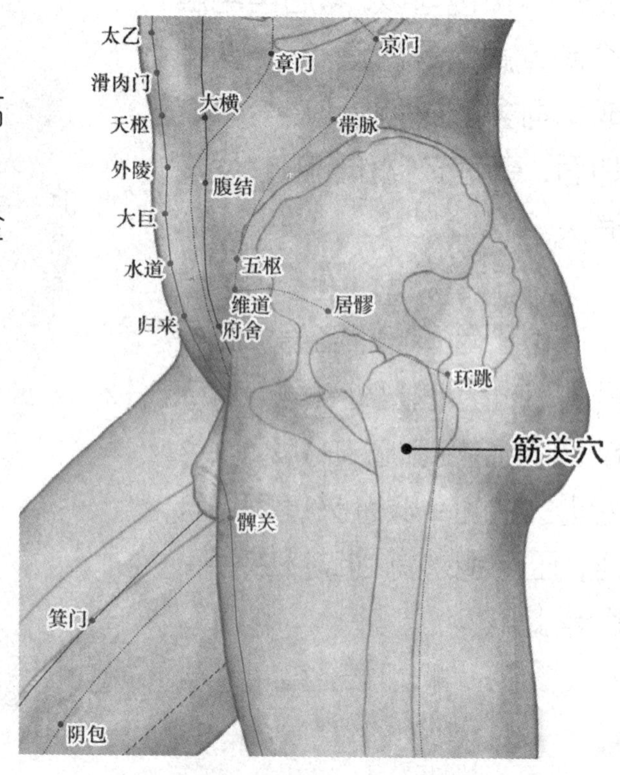

在大腿和小腿的膝部连接部位的正中点上，是人体大筋聚结之处。

屈伸不利，行则偻俯。

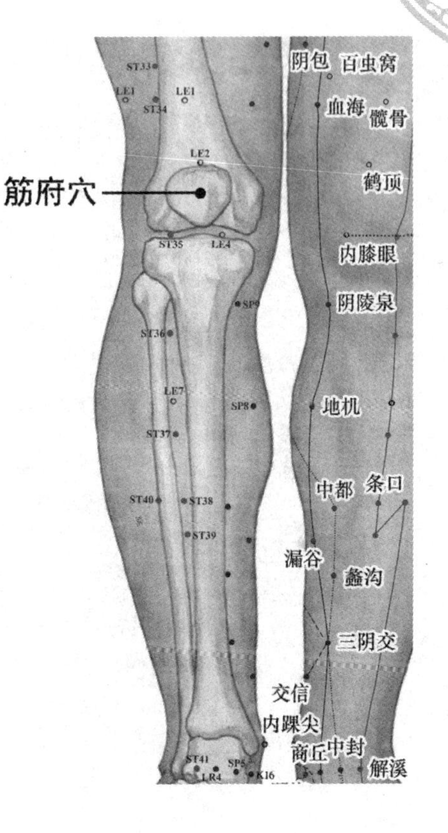

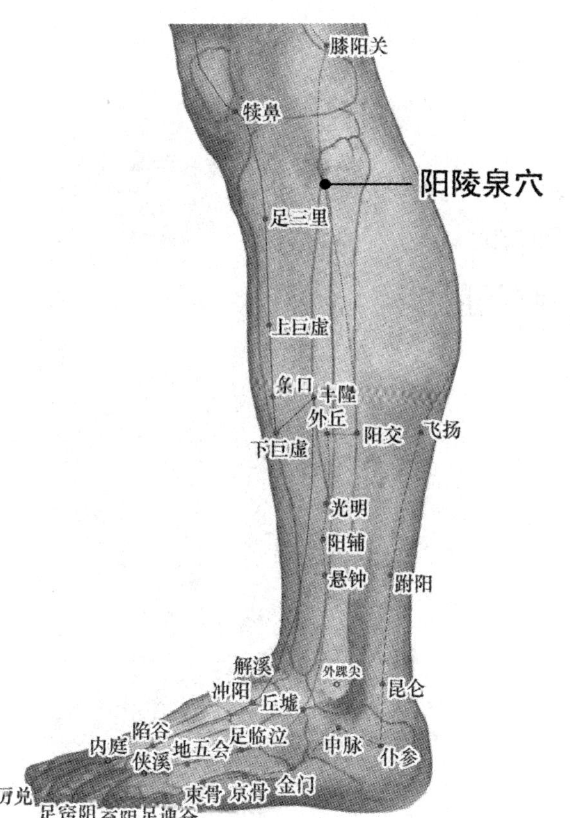

位于膝盖斜下方，小腿外侧之腓骨小头稍前凹陷中。

下肢痿痹、股骨肿痛。

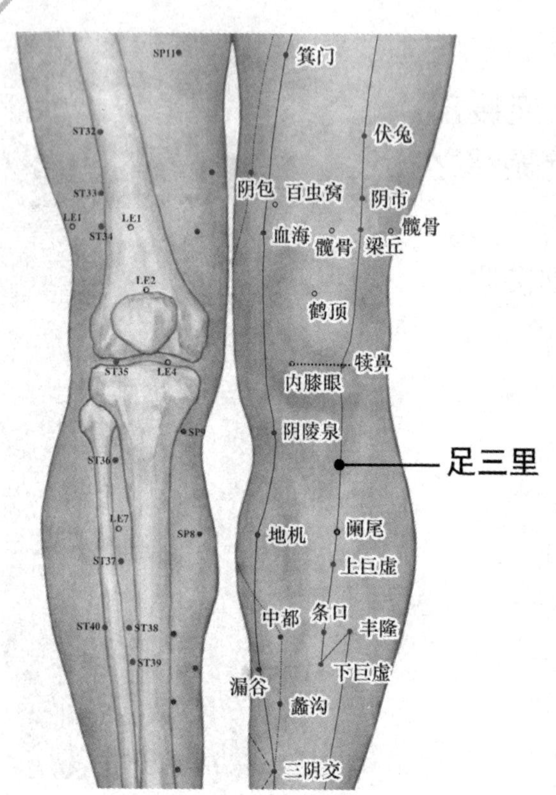

穴位于小腿前外侧，当犊鼻穴下 3 寸，距胫骨前缘一横指（中指）、外膝眼下四横指、胫骨边缘（找穴时左腿用右手、右腿用左手，以食指第二关节沿胫骨上移，至有突出的斜面骨头阻挡为止，指尖处即为此穴）。

对人体很多的系统有调整作用。

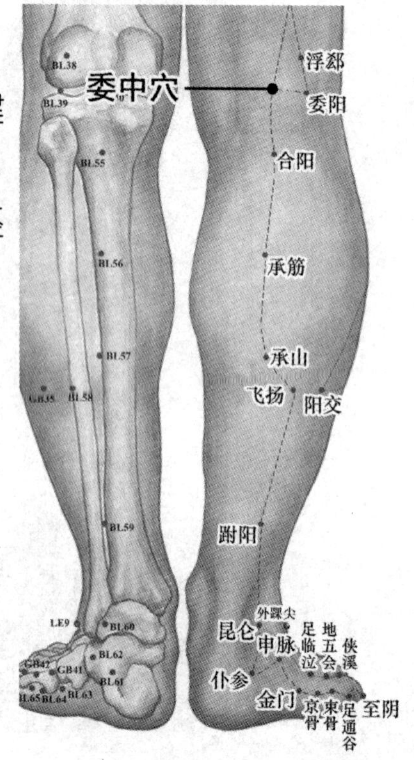

位于腘横纹中点，股二头肌腱与半腱肌腱中间，即膝盖里侧中央。

腰背神经痛、腓肠肌痉挛。

位于脚踝外侧，在外踝顶点与脚跟相连线的中央点（足外踝后方，当外踝尖与跟腱之间的凹陷处）。

坐骨神经痛、腓肠肌痉挛。

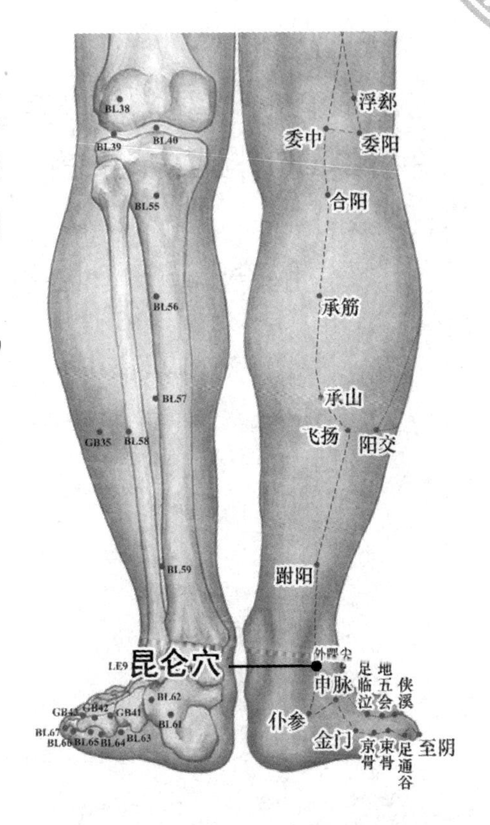

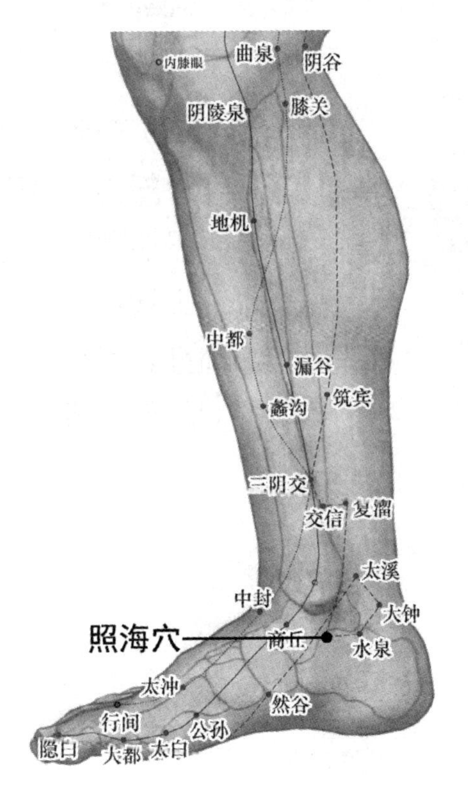

位于人体的足内侧，内踝尖下方凹陷处。

下肢疼痛。

位于足外侧部位，外踝直下方凹陷中（脚外踝中央下端1厘米凹陷处）。

脑脊髓膜炎、腰疼腿寒。

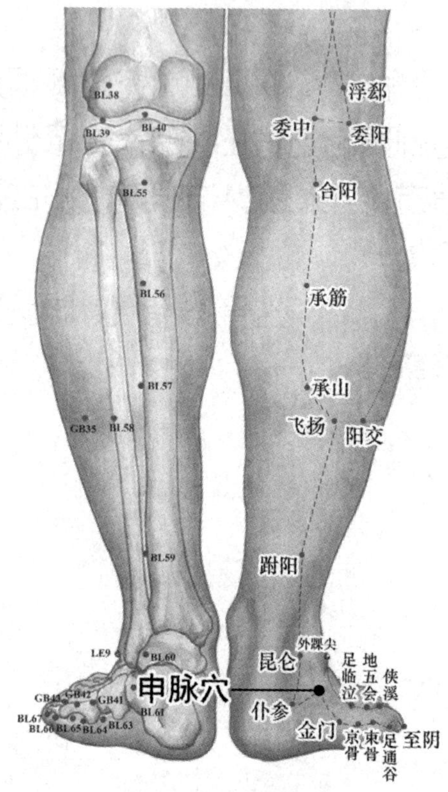

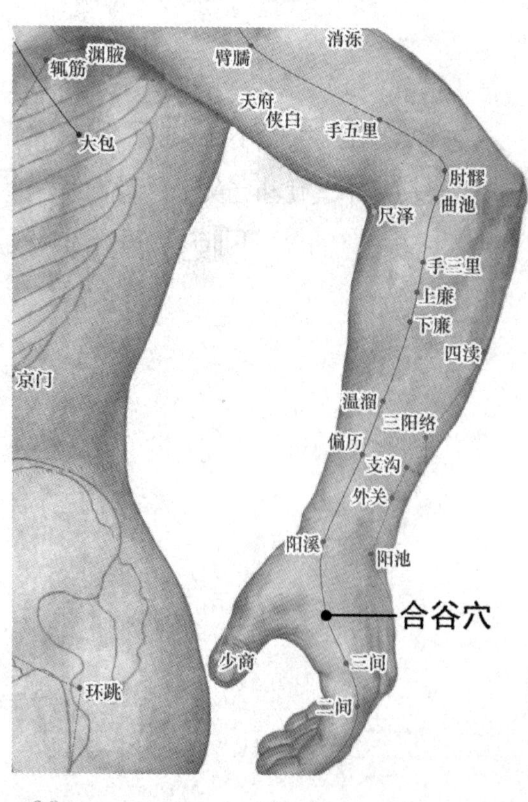

侧腕对掌，自然半握拳，位于手背部位，第二掌骨中点，拇指侧（在手背，第一、二掌骨间，第二掌骨桡侧的中点）。

肌挛臂痛。

位于肘横纹外侧端，屈肘，当尺泽穴与肱骨外上髁连线中点(肘横纹尽处，即肱骨外上髁内缘凹陷处）。

肩臂肘痛，可增强下肢血液循环。

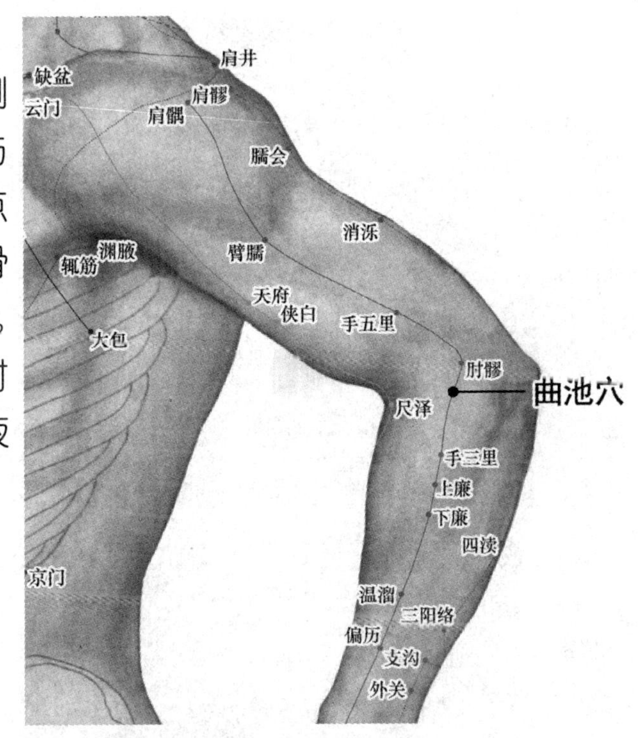

位于手腕内侧（大拇指侧下），能感觉到脉搏跳动之处(或在前臂桡侧缘，桡骨茎突上方，腕横纹上1.5寸，当肱桡肌与拇长展肌腱之间）。简便取穴方法：两手虎口自然平直交叉，一手食指按在另一手桡骨茎突上，指尖下凹陷中即是此穴。

头项痛。

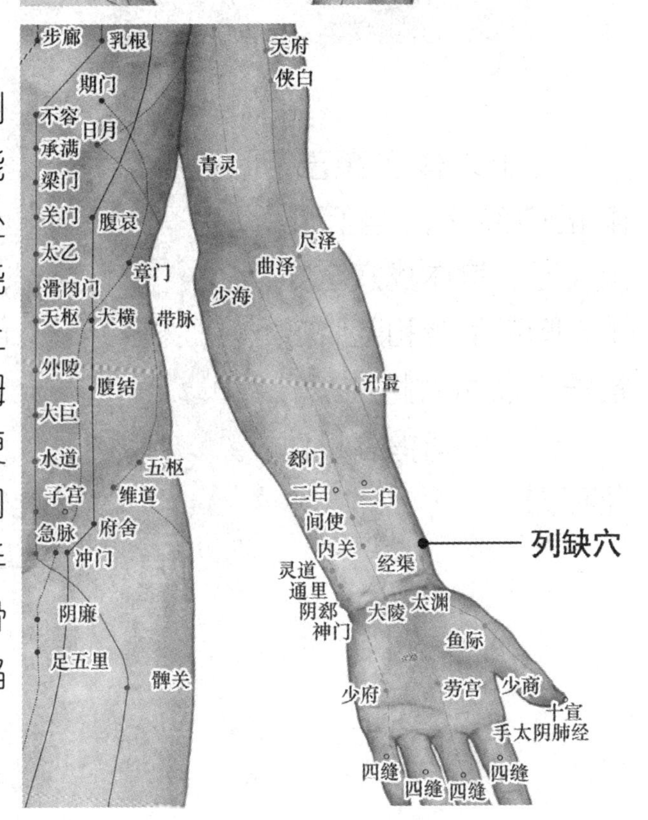

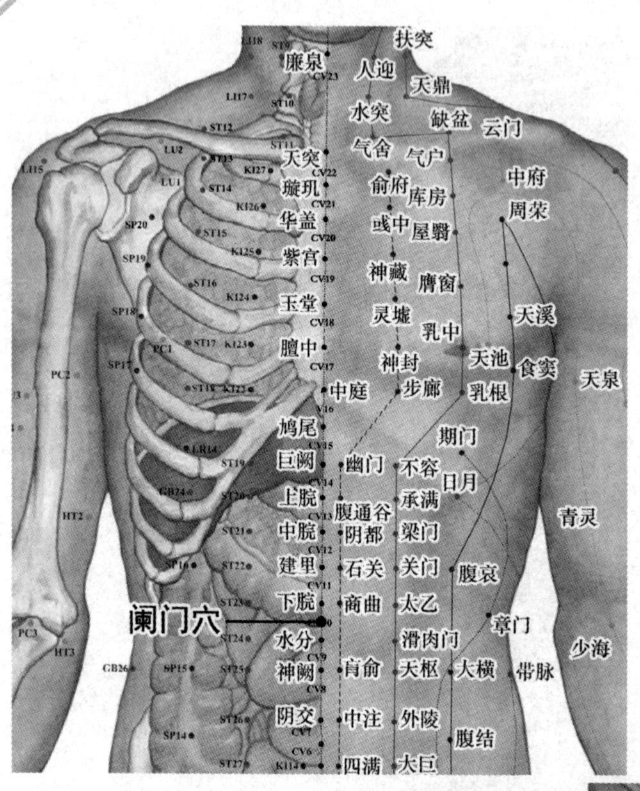

位于肚脐正上方1.5寸的位置。将大拇指之外的其他四指并拢后，约一指半的宽度处。

调节中气。

位于人体上腹部，前正中线上，当脐中上4寸。具体找穴法如下：胸骨下端和肚脐连接线中点即为此穴。

可提高机体免疫力。

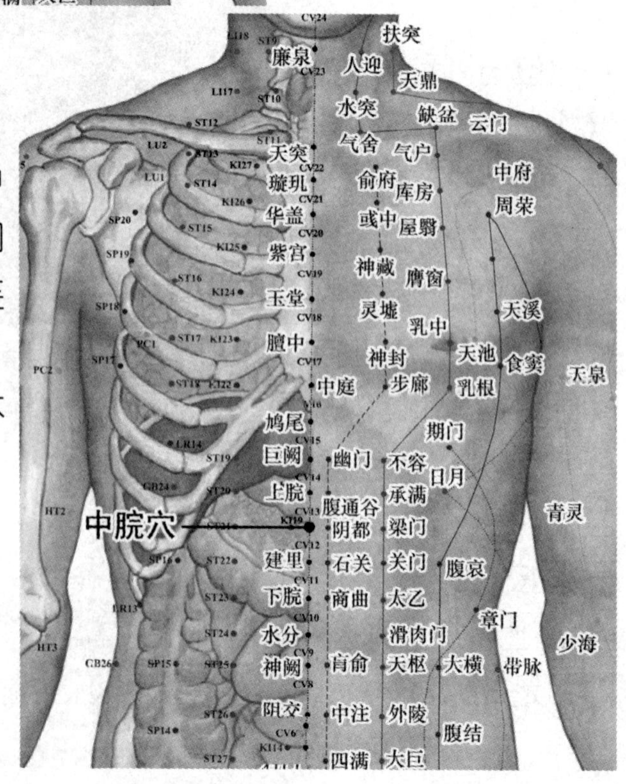

位于上腹部，前正中线上，当脐中上6寸（腹部中部，左右肋骨相交之处，再向下二指宽即为此穴）。

膈肌痉挛。

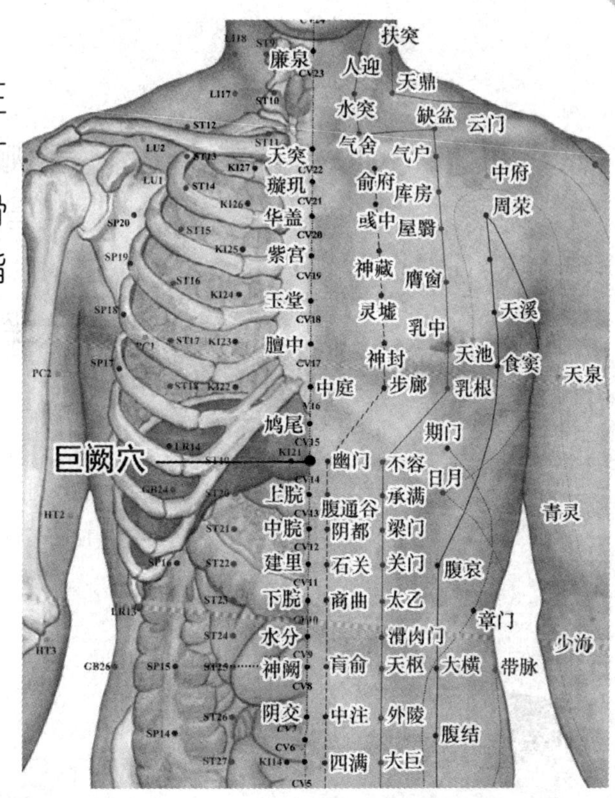

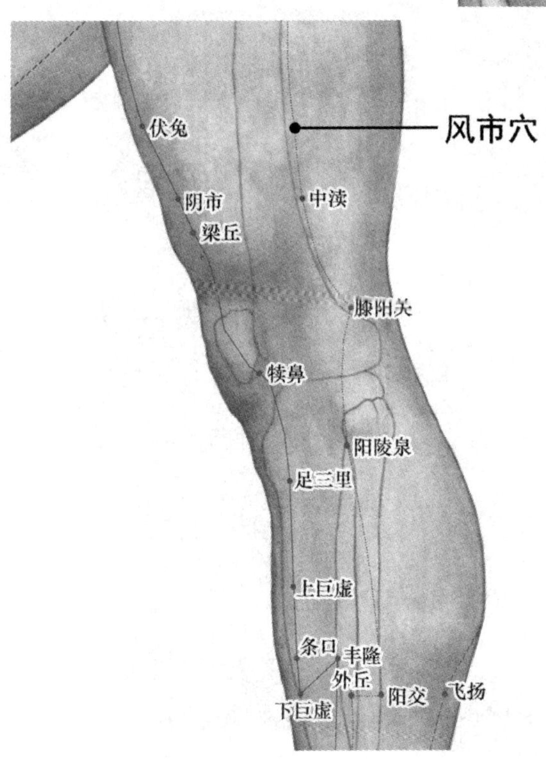

位于人体的大腿外侧部的中线上，当腘横纹上7寸；或直立垂手时，中指尖处。

腰肌劳损、坐骨神经痛。

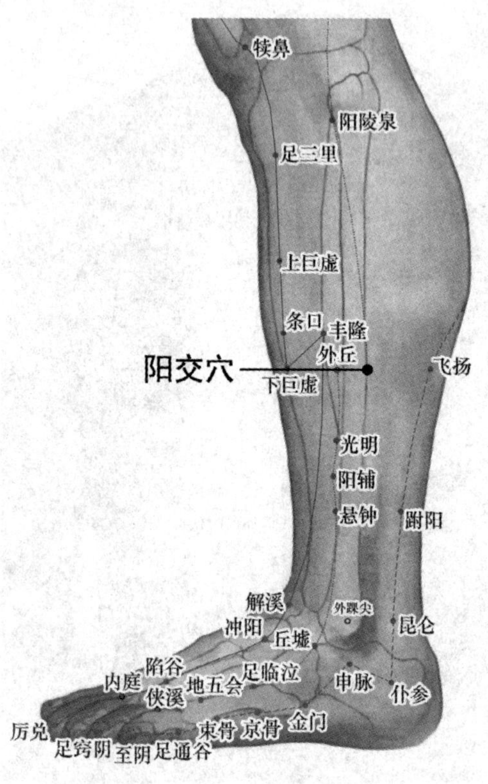

位于人体的小腿外侧，当外踝尖上7寸，腓骨后缘。

腓肠肌痉挛、坐骨神经痛。

位于人体的小腿外侧，当外踝尖上3寸，腓骨前缘，为八会之髓会穴。

下肢痿痹、坐骨神经痛、对骨质增生有治疗作用。

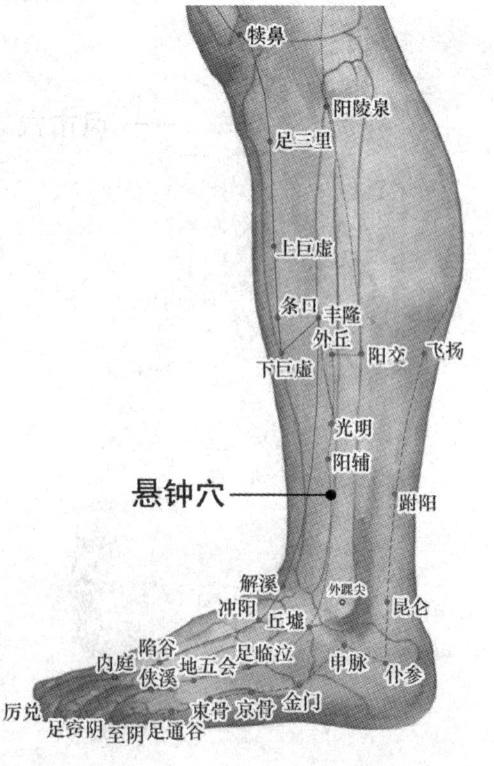

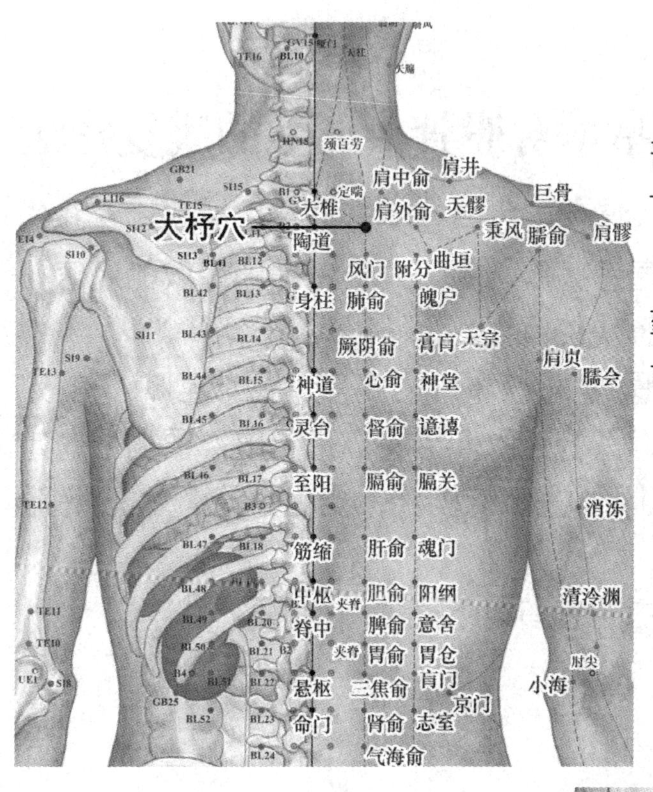

位于人体的背部，当第一胸椎棘突下，旁开1.5寸。

腰背痛筋挛，与血钙代谢有关，可使血钙增加。

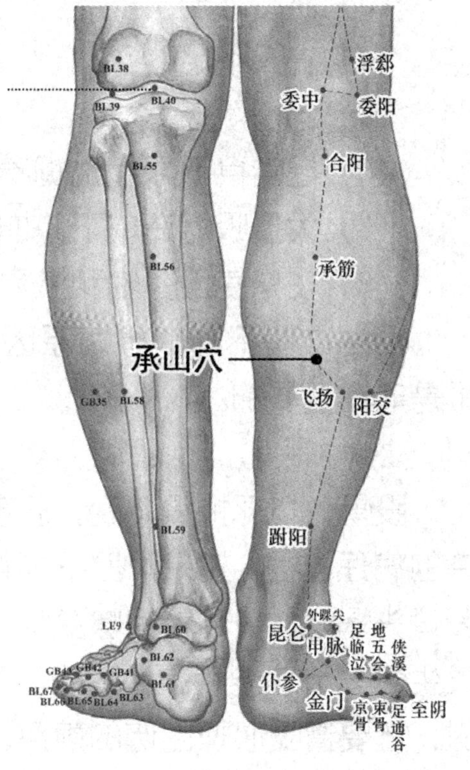

位于小腿后面正中，委中与昆仑穴之间，当伸直小腿或足跟上提时，腓肠肌肌腹下出现的尖角凹陷处。

腰椎关节类疾病。

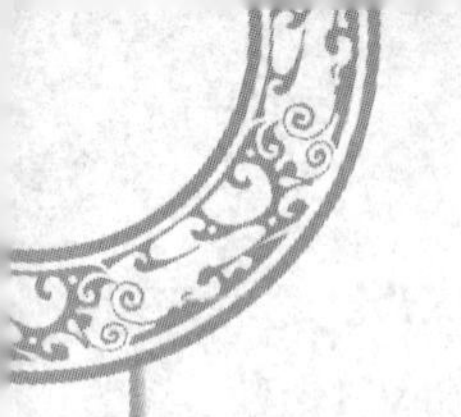

第六章　移筋推拿术对股骨头坏死的康复疗法

近些年来，股骨头坏死的患者在不断增加，被此病致残的人也越来越多。减轻患者病痛，使广大患者得到有效的治疗和康复，成了一个亟待解决的问题。

选用传统的祖国医学进行治疗和康复，会收到满意的效果。它具有治愈率高、医疗费用低的特点，所以，要加强这方面的研究，充分地发挥中医药的优势，更好地为广大患者服务。

形成股骨头坏死的原因有以下几种：

(1) 外伤所致。

(2) 六淫侵蚀。

(3) 邪毒外袭。

(4) 先天不足。

(5) 七情所伤。

(6) 经常食用添加剂饲养的动物。

(7) 大量吸烟造成下肢血液循环不良。

(8) 长期使用药物和激素。

根据这些不同的患病原因进行对症治疗以取得最好的效果是非常重要的。

股骨头坏死拖得越晚，危害性越大。股骨头坏死有一个复杂的病理过程，如果早期不能得到及时有效的治疗，将会出现股骨头塌陷、关节腔间隙变窄，最后导致骨性关节炎，使病人发生髋关节功能障碍而致残、致瘫。病人在遭受生理病痛的同时，还要遭受心理创伤的煎熬，也给家庭、单位和社会增添了沉重的负担。

大家都知道，医学上把股骨头坏死划分为 6 个类型、5 个分期。

六个类型：

（1）股骨头头全部坏死，这种类型较少见。

（2）股骨头锥形坏死，这种类型较多。

（3）股骨头顶半月状坏死，发生率较高。

（4）股骨头灶性骨坏死，是最轻的一种，一般不发生塌陷。

（5）股骨头核心性坏死。

（6）非血管性骨坏死。

五个分期：

（1）此期有 50%的患者出现轻微髋关节痛，负重时加重，髋关节活动受限，X 线显示阴性。

（2）坏死形成，头变扁，前期较 I 期加重。X 线显示骨小梁紊乱、中断、有部分坏死区，骨质疏松，关节间隙正常。

（3）临床症状加重，X 线显示股骨头轻度变扁，塌陷小于 2mm，关节间隙轻度变窄。

（4）塌陷期，下肢功能明显受限，疼痛多有缓解或消失，患肢肌肉萎缩。X 线显示塌陷大于 2mm，有死骨形成，头变扁，关节间隙变窄。关节活动范围明显受限，疼痛明显，边缘增生，关节间隙融合或消失，髋关节半脱位。

（5）骨关节炎期临床症状类似骨性关节炎表现，疼痛明显，关节活动范围严重受限。X 光片显示：股骨头塌陷，边缘增生，关节间隙融合或消失，髋关节半脱位。

股骨头坏死是一种慢性病，需要漫长的治疗时间，要解决这个难题必须寻找问题的关键。经过观察发现，不论是哪种类型和哪个分期的患者，都有一个共同的病理表现，那就是股骨头关节腔中的营养液不足，造成骨膜磨损，还有就是外伤和疾病，使滋补神经或滋养动脉发生障碍，不能按需要调节关节腔内的液体补给，造成关节磨损；滋养动脉障碍造成血液循环不良，形成缺血性骨坏死、关节腔积液等。抓住这个共性问题，也就把握了治疗和康复的关键。根据这些特点，采取对症治疗和康复方法，这样就能使患者在短时间内得到良好的治疗和康复效果。

（1）中药法：用人参、刺五加来调理神经系统；熟地、红花滋阴养血，添精补髓，增加体液的分泌，改善血液循环；骨碎补可以促使骨细胞再生，并且有消除激素类药物毒性的作用；葛根能解除酒精在体内的化学毒性，还具有养血的作用；枸杞子祛5种风气，可活血化瘀，促使细胞再生。根据不同的病因合理运用这些药物，在短时间内就能得到满意的治疗效果。在国内有文献报道，用中医药的治疗方法治疗股骨头坏死，治愈率高达93.8%，总有效率为98.5%，只是不同分期的病人所用的治疗时间不同。中医采用的是保守治疗，对病人无伤害，痛苦小，治疗费用低，可减轻患者的经济负担，对广大患者来说用中医治疗是一个很好的选择。

（2）推拿疗法：在运用中药的基础上，采用推拿的辅助疗法，促进局部的血液循环，改善病区的环境，活血散瘀，使死骨块快速消失，有利于髋关节的功能恢复，缩短治疗时间。

触诊：患者先仰卧，术者对患者的股骨头外侧、腹股沟、大腿根部进行触诊检查，多会发现股骨头外侧有肿块或增厚，并有硬化物，大多数会有粘连形成，在腹股沟部位有肌性或筋性结节。再让患者侧卧，使患侧在上，把大腿抬到 90° 摆放，对承扶穴向臀部进行触摸，会摸到硬结。对环跳穴触诊会摸到硬结或索状物。有少数患者在膝关节腔有积液产生，也有在股骨头关节腔产生积液的。

久病的人会在腓骨外侧摸到硬化的筋，再严重些会有肌肉与腓骨、肌肉与筋的粘连，筋府部位的粘连更为严重，患腿的肌肉有萎缩。要特别注意的是，患者关节腔有积液产生时，要先用药物吸收积液，才可进行推拿治疗，在积液没有消失之前不可以进行推拿治疗，更不可以抽取或用针具穿放积液，以免造成关节增生，给患者留下疼痛、行动不便的后遗症。

病例：密山赵女士（50 岁）

其为双侧股骨头坏死Ⅲ期，关节腔积液，站立时大腿与小腿呈 90° 弯曲（拄双拐）。

患者侧卧，术者先用拇指从健侧筋关穴由轻到重揉按到筋府穴、足三里穴、下巨虚穴、丘墟穴，再从膝阳关穴、阳陵泉穴、阳交穴、悬钟穴揉按到申脉穴，整个操作由上到下，3 ～ 5 遍。再从患侧依此方法操作，尽力打开筋结和肌结。再从维道穴、气冲穴、冲门穴、髀关穴、伏兔穴、梁丘穴向下一直揉按到解溪穴，着意打开腹股沟范围的结节，由大腿根部内侧，从上到下揉按到脚内踝尖处，反复 3 ～ 5 遍。再点按曲池穴以增强下肢的血液循环。

患者俯卧，从腰宜穴、胞肓穴、秩边穴、承扶穴、殷门穴、委阳穴、委中穴、承筋穴、承山穴、飞扬穴、昆仑穴、申脉穴到仆参穴，反复操作揉按 3 ～ 5 遍，着意打开筋结和肌结、粘连。

让患者侧卧，患侧在上，把大腿摆放成 90°，点按环跳穴，沿着大腿骨后外侧经风市穴提、拨、揉、按到浮郗穴。重点对承扶穴周边范围的筋结进行调整。当大腿摆放 90° 时，耻骨联合部位会比较突出，这个部位的结合压迫闭孔动脉，给患者带来痛苦，所以，要尽快解除这个部位的病灶，消除对闭孔动脉的压迫，解除患者的病痛。通过 30 天的推按就会改善关节腔中的血液循环，使骨坏死病症大大减轻，走路的姿势也会明显好转。有烟酒嗜好的患者一定要少抽烟、少喝酒，进行适当的活动和调养，就可以很快达到康复的目的。

附本章节穴位图如下：

俯卧，在大腿后面，臀下横纹正中点。

重症肌无力、进行性肌营养不良、下肢瘫痪。

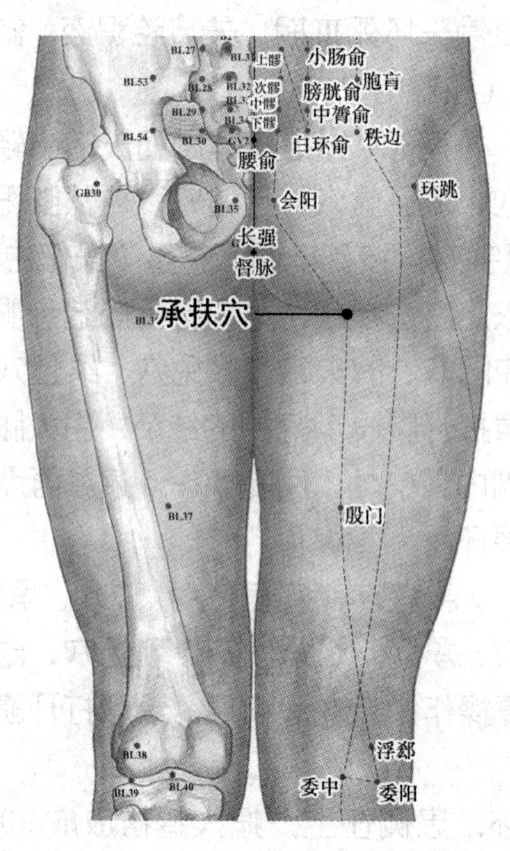

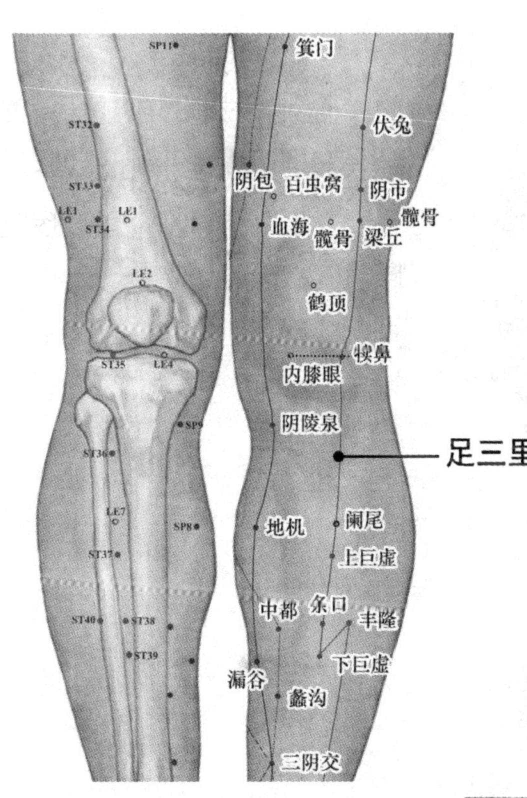

位于小腿前外侧，当犊鼻穴下 3 寸，距胫骨前缘一横指（中指）、外膝眼下四横指、胫骨边缘（找穴时左腿用右手、右腿用左手，以食指第二关节沿胫骨上移，至有突出的斜面骨头阻挡为止，指尖处即为此穴）。

下肢痿痹、股骨肿痛。

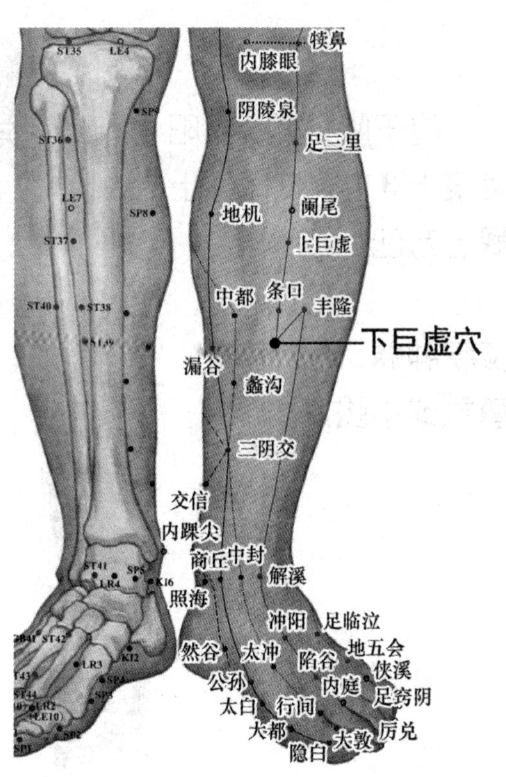

位于人体的小腿前外侧，当犊鼻穴下 9 寸，距胫骨前缘一横指（中指）。

下肢痿痹、下肢瘫痪。

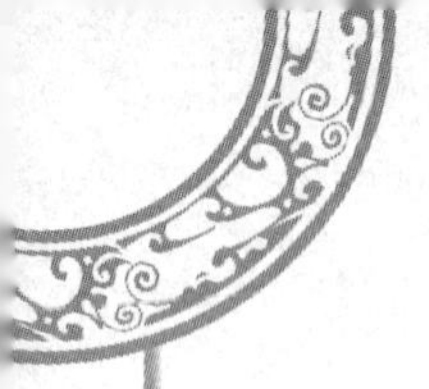

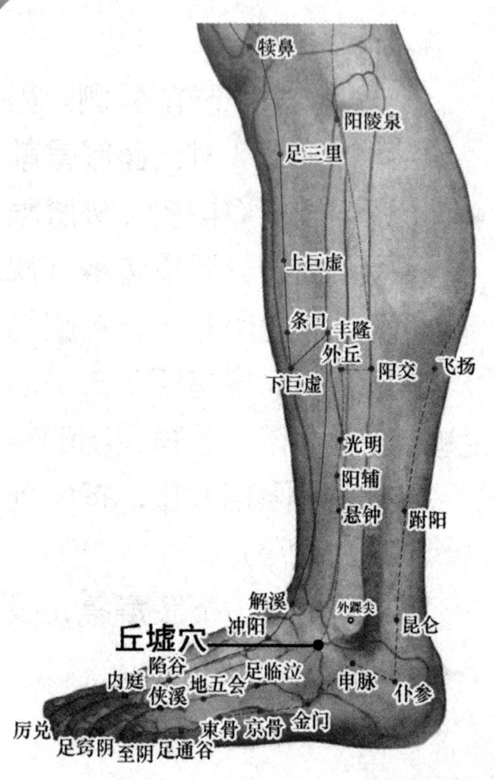

在足外踝的前下方，当趾长伸肌腱的外侧凹处。

髀枢肿痛、腰胯痛。

位于膝外侧，当阳陵泉上3寸，股骨外上髁上方凹处。

腘筋挛急，膝膑肿痛、膝关节炎、挛急或小腿麻木。

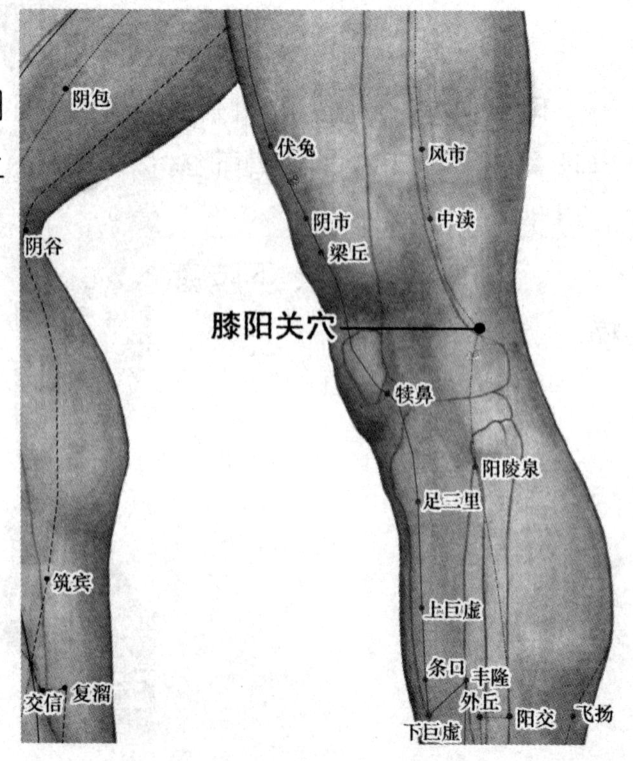

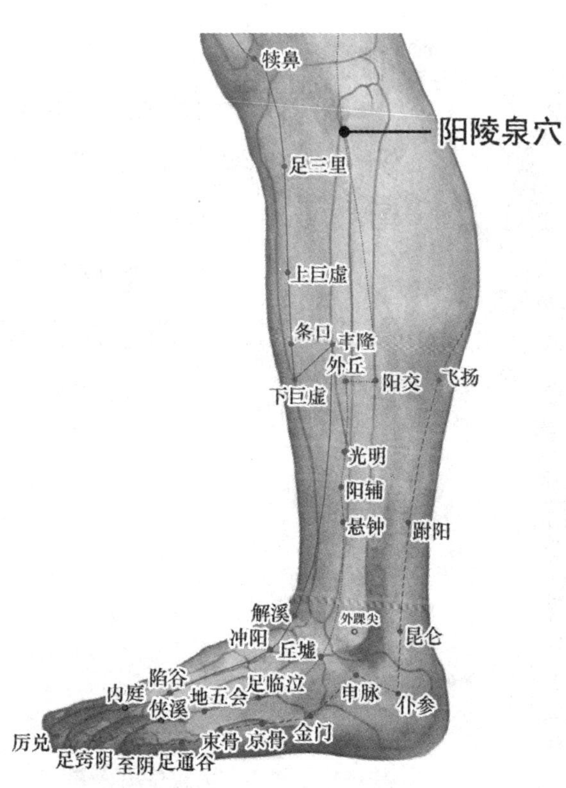

位于膝盖斜下方，小腿外侧之腓骨小头稍前凹陷中。

下肢痿痹、股骨肿痛。

位于人体的小腿外侧，当外踝尖上 7 寸，腓骨后缘。

下肢痿痹、腓肠肌痉挛。

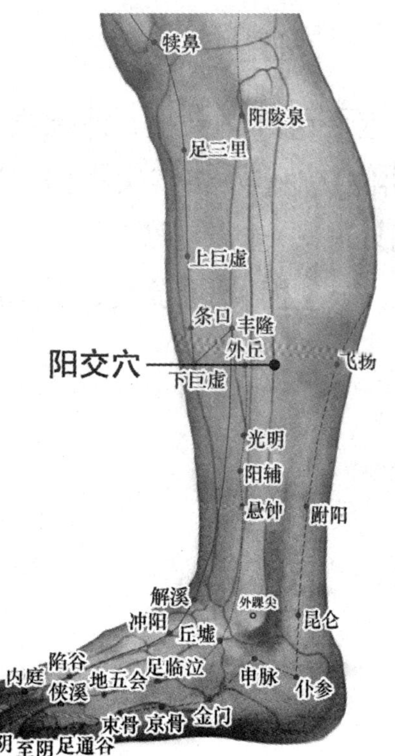

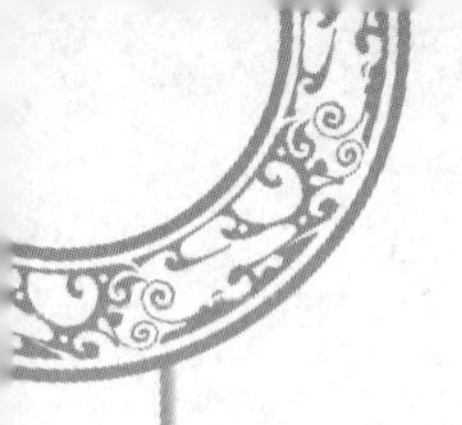

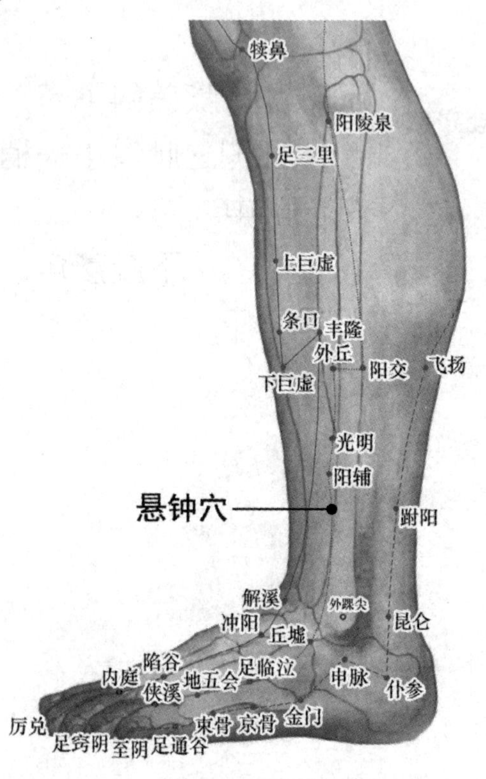

位于人体的小腿外侧，当外踝尖上3寸，腓骨前缘。

下肢痿痹、坐骨神经痛，对增生有吸收作用。

位于足外侧部位，外踝直下方凹陷中（脚外踝中央下端1厘米凹处）。

脑脊髓膜炎、腰痛腿寒。

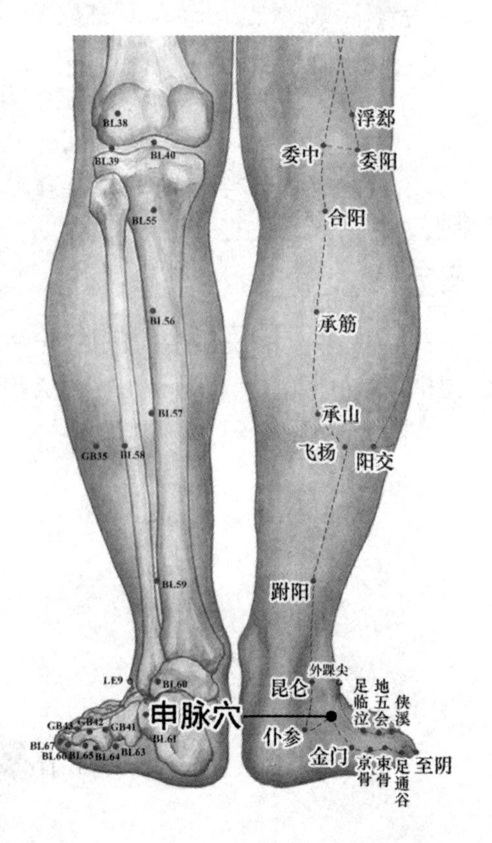

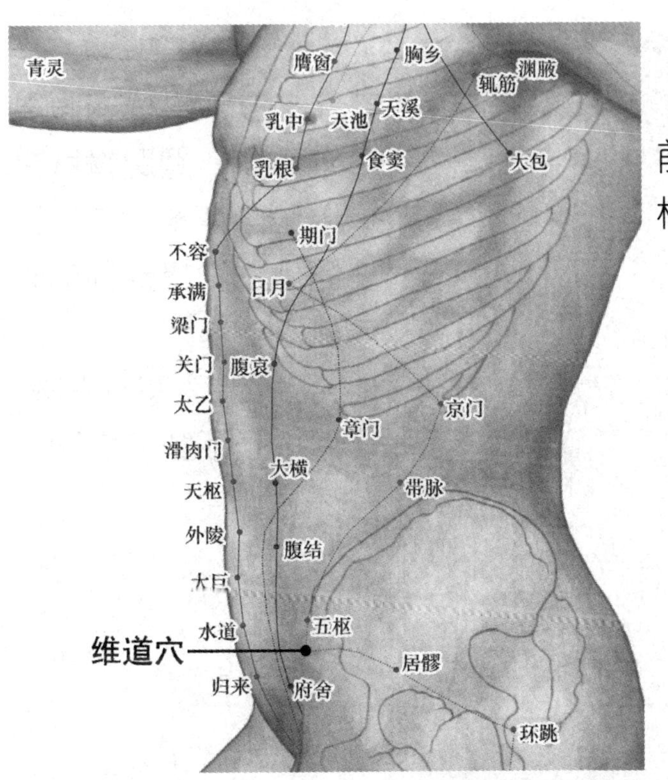

在侧腹部，当髂前上棘的前下方，五枢穴前下 0.5 寸。

腰胯痛。

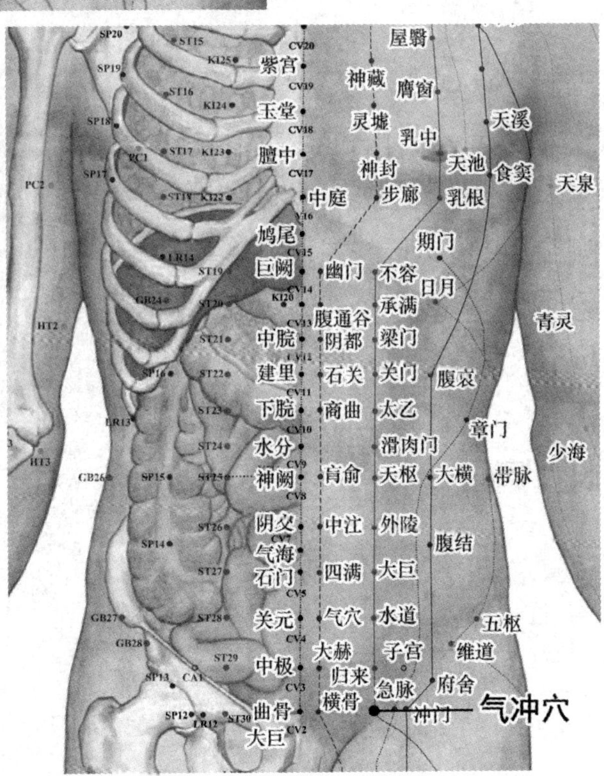

位于人体的腹股沟稍上方，当脐中下 5 寸，距前正中线 2 寸。

可改善血液循环，提高毛细血管通透性。

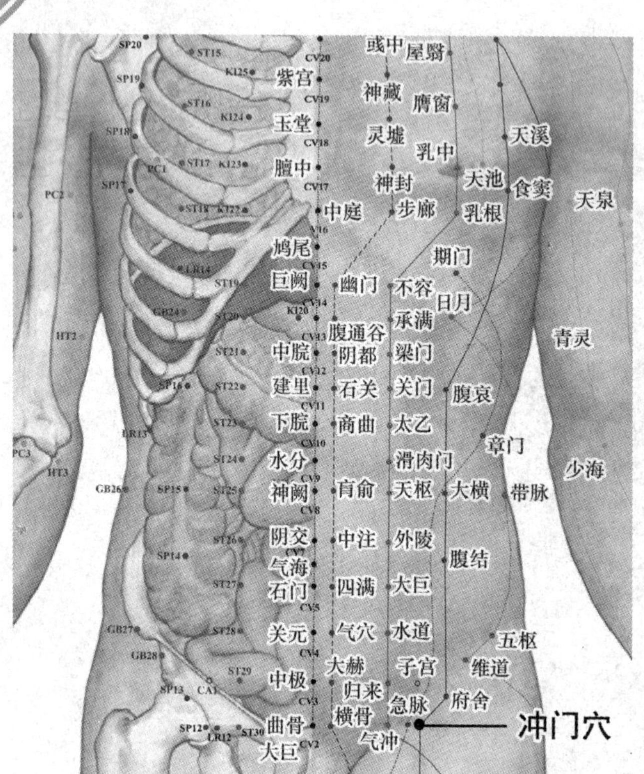

位于人体的腹股沟外侧，距耻骨联合上缘中点3.5寸，当髂外动脉搏动处的外侧。

寒气满腹，可增强下肢的血液循环。

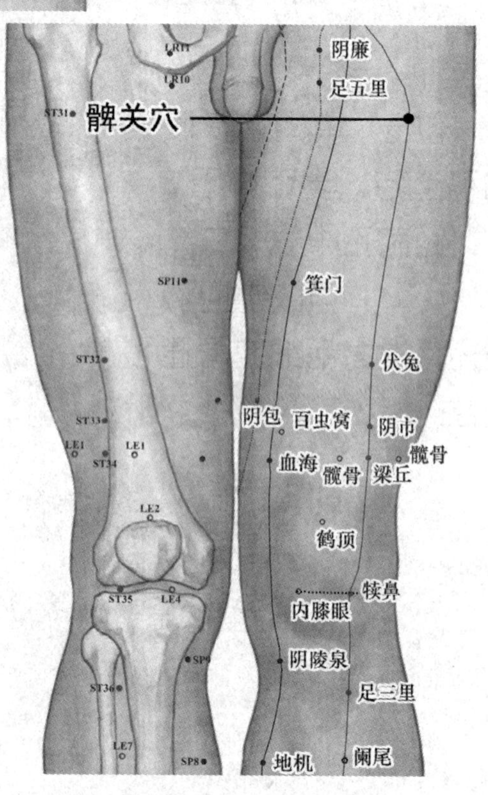

位于人体的大腿前面，当髂前上棘与髌底外侧端的连线上，屈髋时平会阴，居缝匠肌外侧凹陷处。

屈伸不利、髋股疼痛。

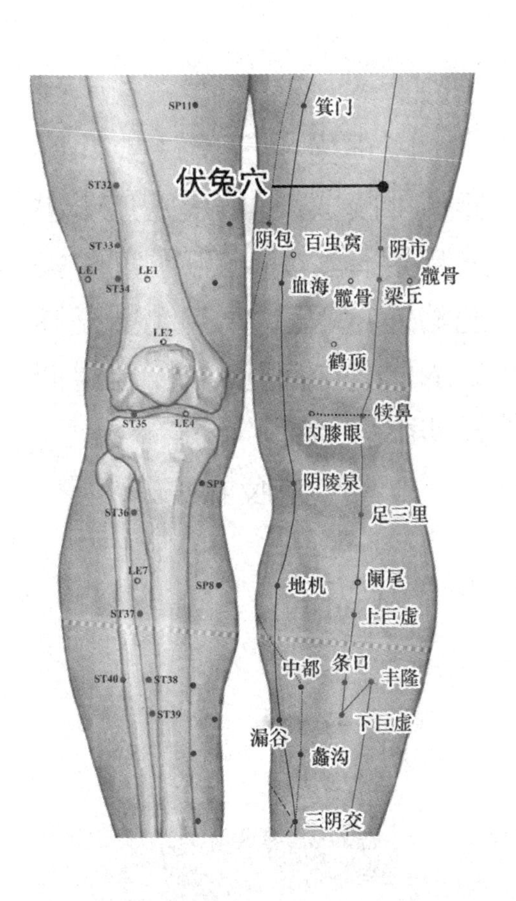

位于人体的大腿前面，当髂前上棘与髌底外侧外侧端的连线上，髌底上 6 寸。

腰痛膝冷、下肢麻痹。

位于屈膝时大腿前面，当髂前上棘与髌底外侧端的连线上，髌底上 2 寸（伸展膝盖用力时，筋肉凸出处的凹洼；从膝盖骨右端，约 3 根手指的上方也是该穴）。

膝胫肿痛、下肢不遂。

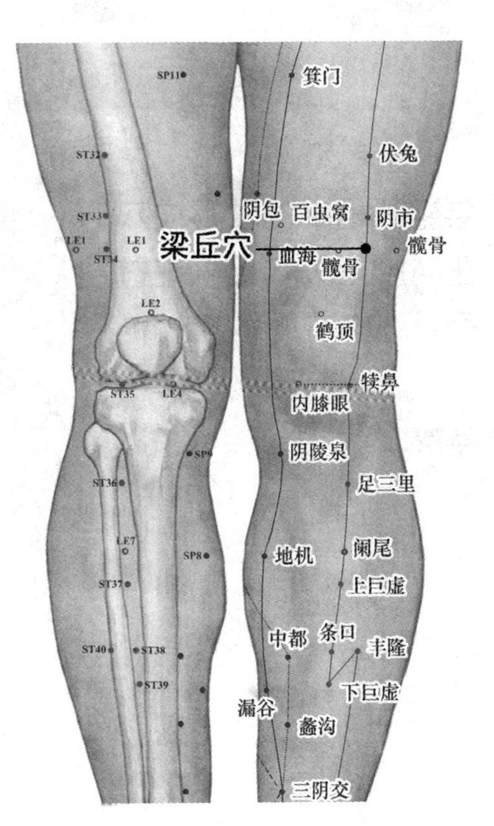

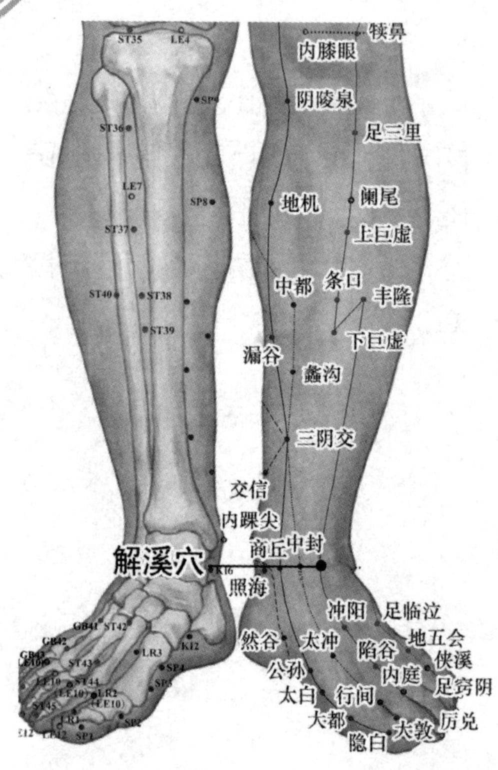

应正坐平放足底或仰卧伸直下肢取穴，解溪穴位于小腿与足背交界处的横纹中央凹陷处（或在足背与小腿交界处的横纹中央凹陷处，当足拇长伸肌腱与趾）。

下肢麻痹。

患者取俯卧位，先取与髂嵴相平的腰阳关穴，在与腰阳关穴相平左右各旁开 3.5 寸处取穴。

腰骶痛、下肢痿痹。

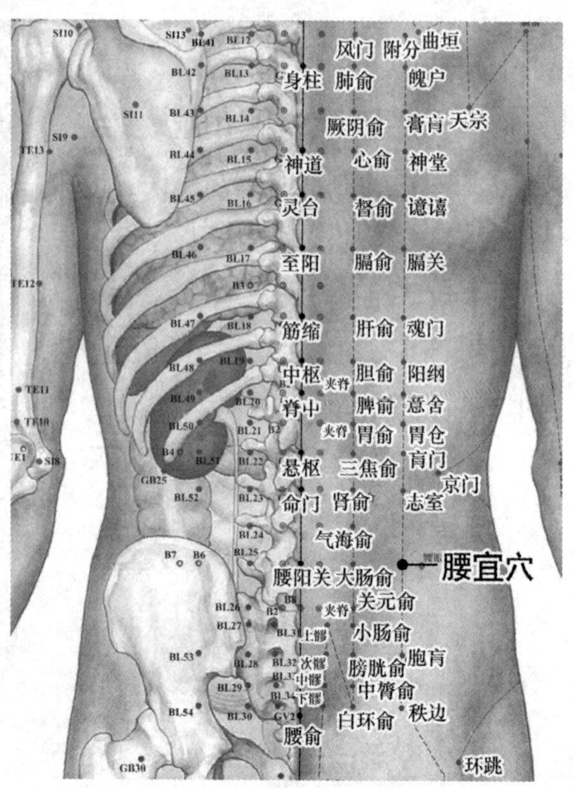

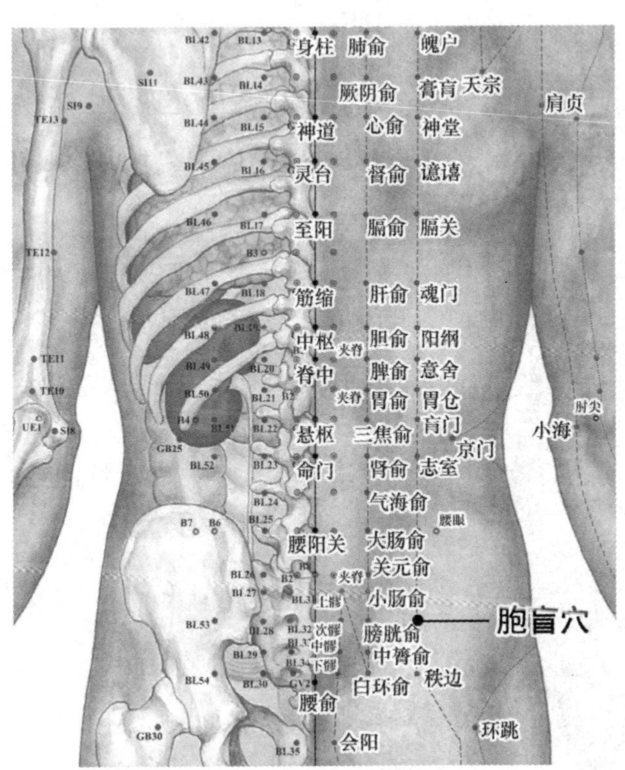

位于人体的臀部，平第2骶后孔，骶正中嵴旁开 3寸。

腰脊痛。

在臀部，平第四骶后孔骶正中嵴旁开3寸。

腰骶痛、下肢痿痹。

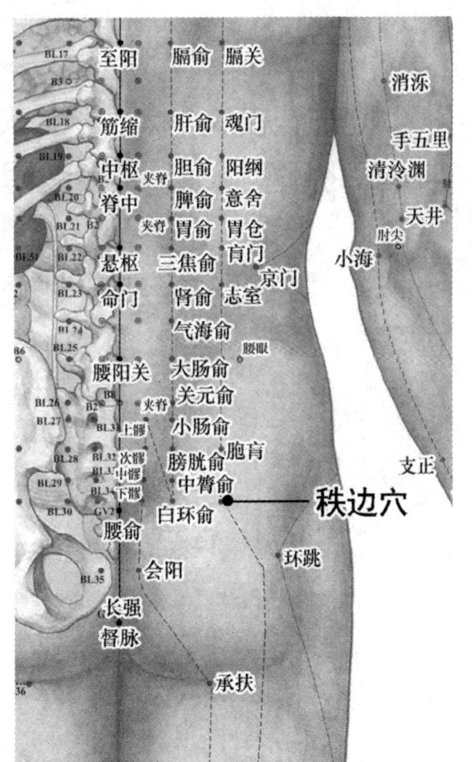

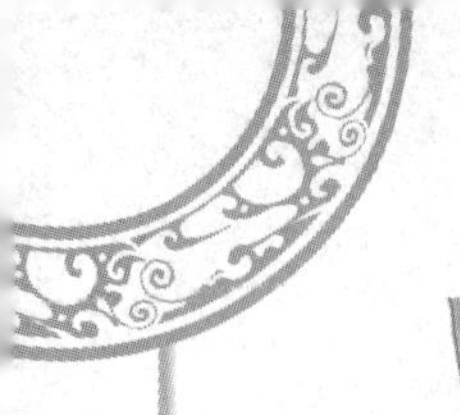

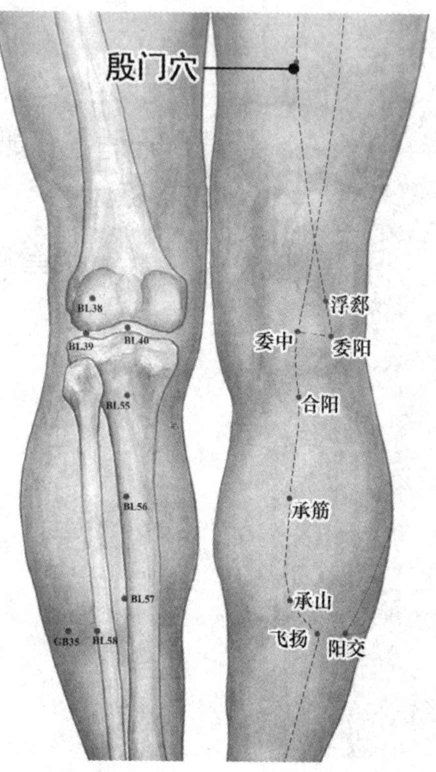

在大腿后面，当承扶和委中的连线上，承扶下6寸。

下肢痿痹、股后肿痛、重症肌无力、下肢瘫痪。

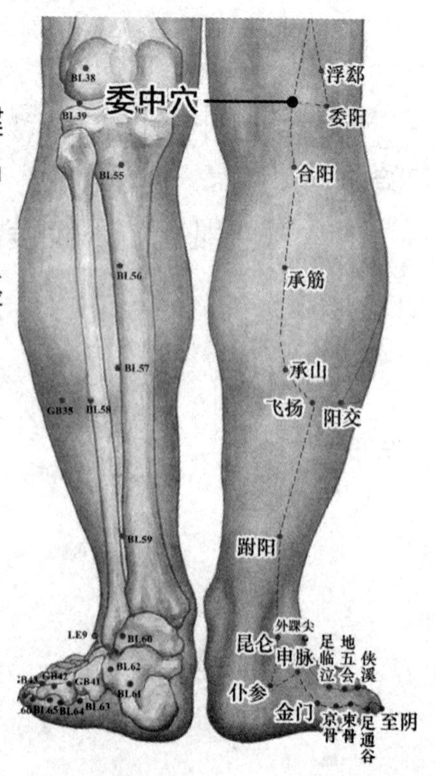

位于腘横纹中点，股二头肌腱与半腱肌腱中间，即膝盖里侧中央。

腰脊神经痛，腓肠肌痉挛。

【移筋整骨术】

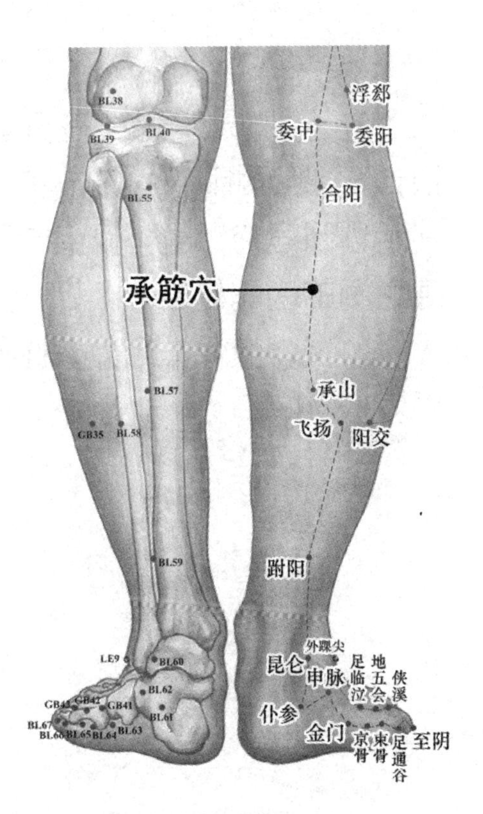

位于人体的小腿后面，当委中穴与承山穴的连线上，腓肠肌肌腹中央，委中穴下 5 寸。

腰背拘急、不能久立、战栗。

位于人体的小腿后面，外踝后，昆仑穴直上 7 寸，承山穴外下方 1 寸处。

腰膝酸痛、腿软无力。

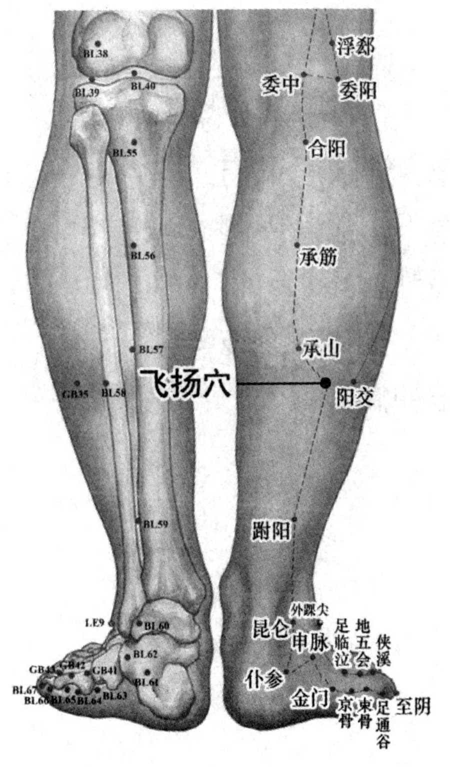

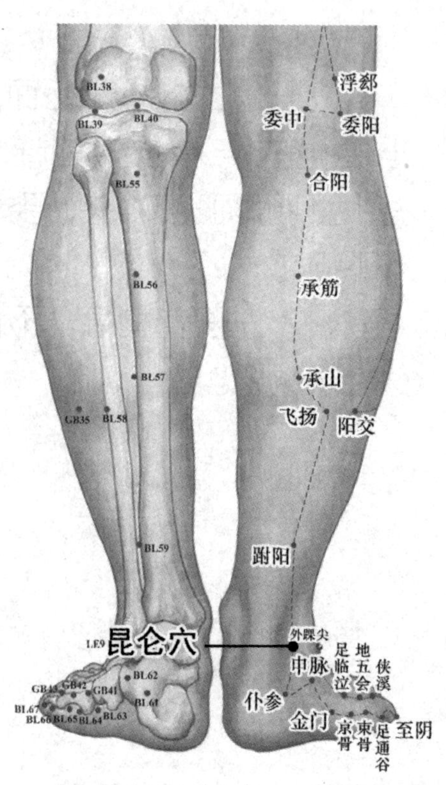

位于脚踝外侧，在外踝顶点与脚跟相连线的中央点（足外踝后方，当外踝尖与跟腱之间的凹陷处）。

坐骨神经痛、腓肠肌痉挛。

位于人体的足外侧部，外踝后下方，昆仑穴直下，跟骨外侧，赤白肉际处。

下肢萎弱、足跟肿痛。

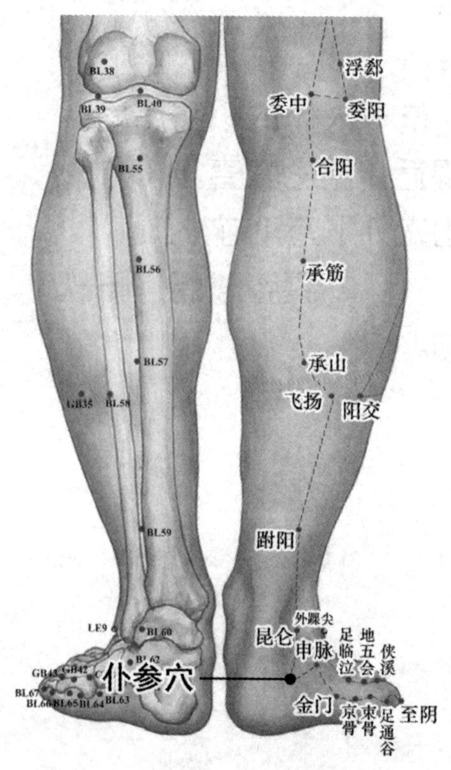

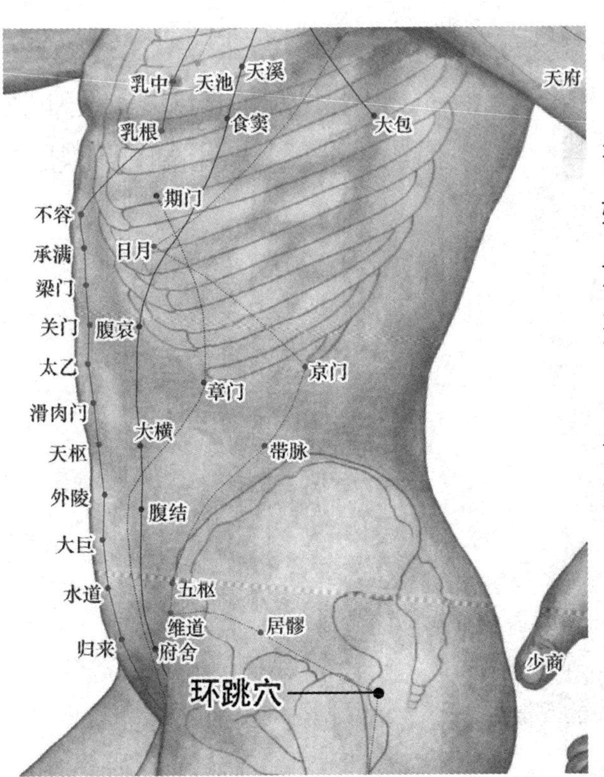

位于人体的股外侧部，侧卧屈股，当股骨大转子最凸点与骶管裂孔连线的外 1/3 与中 1/3 交点处。

腰胯疼痛、半身不遂、髋关节周围软组织疾患。

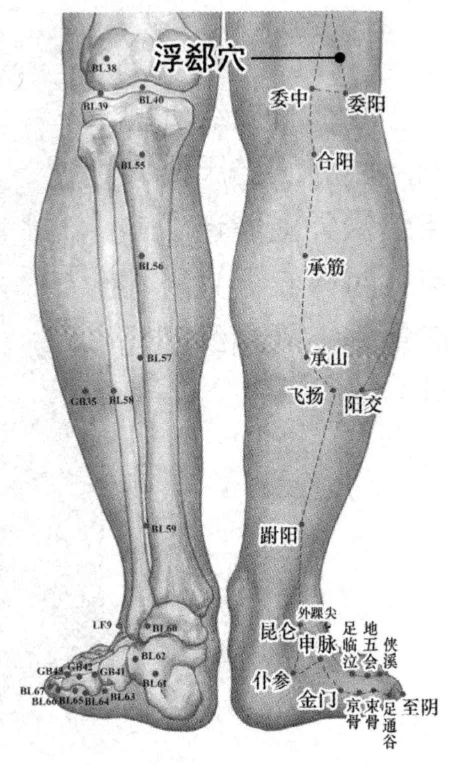

位于人体的腘横纹外侧端，委阳穴上 1 寸，股二头肌腱的内侧。

臀腰麻木、下肢挛急。

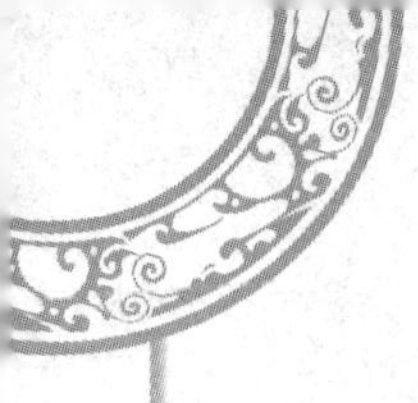

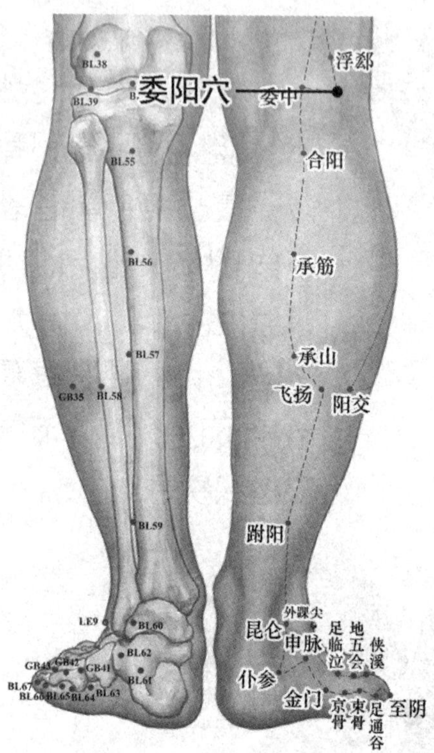

位于人体的腘横纹外侧端，当股二头肌腱的内侧。

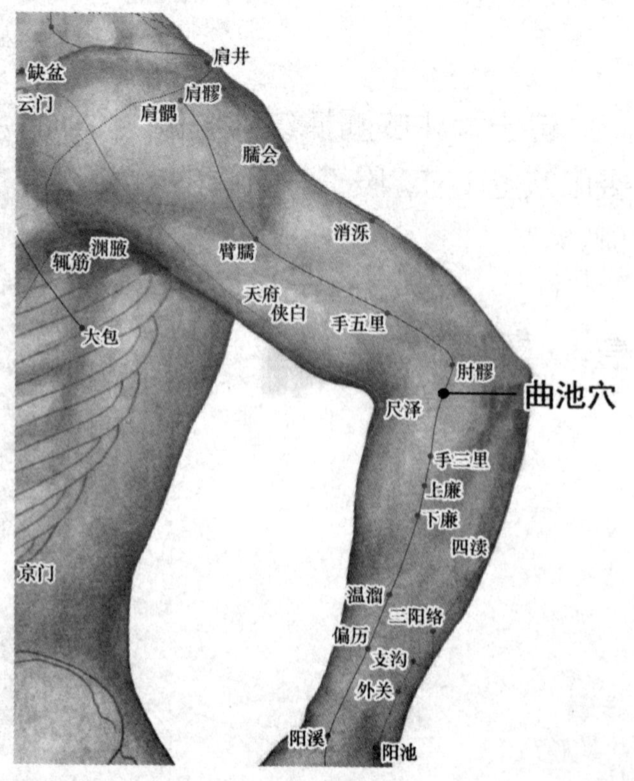

位于肘横纹外侧端，屈肘，当尺泽穴与肱骨外上髁连线中点（肘横纹尽处，即肱骨外上髁内缘凹陷处）。

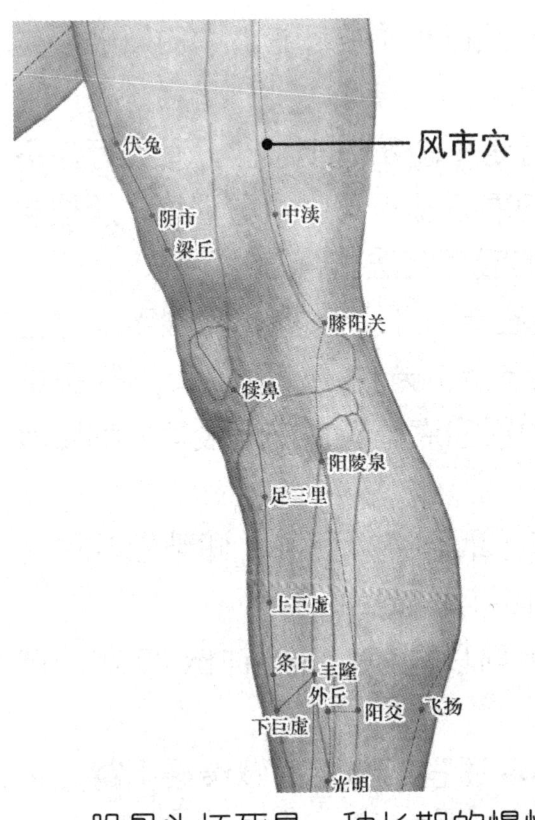

位于人体的大腿外侧部的中线上，当腘横纹上7寸。或直立垂手时，中指尖处。

股骨头坏死是一种长期的慢性疾病，治疗的过程很漫长，危害性很大。因此，我们要以预防为主，在饮食上要少吃刺激性强的东西，如辣椒；不要过量饮酒，酒精中的化学毒性在体内长期积累可以造成股骨头坏死；多吃乳制品和含钙质丰富的食品，日常饮食多注意钙的摄入；不要长期使用激素类药物；在劳动中不要超体力负重；不可吸烟，吸烟可使血液黏度增加，烟在燃烧时产生一氧化碳，可使血氧含量降低；由于缺氧细胞衰弱，需要注意防止摔伤，外伤也会导致股骨头坏死；加强自我保护意识，长期坐立的工作人员要适量地活动髋关节，发现髋关节异常要及早就医，早发现，早治疗。

股骨头坏死的患者在恢复期间要适量地活动，不可以长时间卧床，也不能过度活动，必须动静结合，Ⅰ、Ⅱ期的患者一次性行走不能超过 1 小时，一天行走不能超过 3 小时，必须是间歇性的锻炼。

Ⅲ、Ⅳ期的患者一次性行走不能超过半小时，一天行走不超过 2 小时，无论是何时期的患者都不可以负重训练，须根据自己的体能和病况选择适宜的锻炼方法。

(1) 站立牵拉法：站立在单杠下，以提起脚跟手能握住单杠为宜，慢慢放下脚跟，坚持 1 分钟，使髋关节消除负重感，得到适度的牵拉，改善内部血液循环，这是最有效的康复方法。

(2) 床上训练法：在床上取卧姿，侧卧、仰卧做各种抬腿、屈腿、伸腿练习，每组 10 个，做 10 组。

(3) 原地踏步，频率不可以太快，1 分钟做 30 次，做 3 ～ 5 分钟。

(4) 扶物下蹲，手扶高度适宜的器物，做缓缓下蹲，不可用力，每天做 10 次。

(5) 躺在床上用双脚做内外旋转，每组 10 次，每次 5 ～ 10 组。

在训练之中不可用力，做试探性的运动，坚持不懈，必然会早日康复。

股骨头坏死在不同时期所用的康复时间和愈后状况如下：

(1) Ⅰ期的股骨头坏死的患者有 95% 以上的人在 4 ～ 6 个月可以完成治愈，有 5% 的患者对药物吸收慢或因其他因素所用时间会长一些，但是，只要坚持治疗也能取得很好的效果，治愈后能和正常人一样工作生活，半年内不可负重，不能进行重体力劳动。

(2) Ⅱ期患者的治愈率可以达到 90%，无跛行，功能基本正常，达到这种程度一般需要半年到一年的治疗时间，在愈后的 3 年之内不可以加重体力劳动。

（3）Ⅲ、Ⅳ期的患者临床治愈率在 75%，治愈时间在一年半以上，愈后行动自如，有个别患者略显跛，终生不能负重或从事重体力劳动，要注意休养。在训练中不可操之过急，有不适感就要马上停下来，以免带来其他的伤害使关节扭伤，训练到身体发热为度，不要出汗，树立信心，坚持治疗，坚持训练。

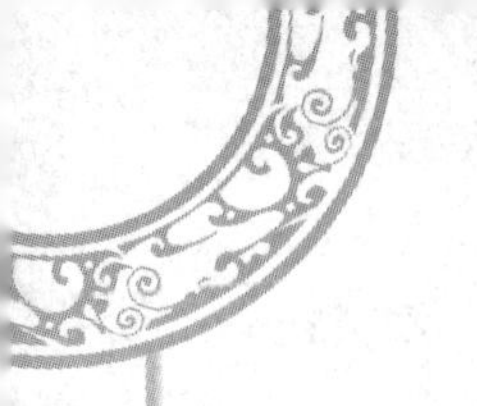

第七章 糖尿病

糖尿病是一种慢性代谢性疾病，中医称之为消渴。

能使人们患糖尿病的原因很多。在这里笔者不一一举例了。

本章主要介绍移筋整骨术对糖尿病的理疗方法。

第一节 内调法

传统中医认为，人得病首先是因为人体的阴阳不协调，阴阳失去平衡才导致疾病的产生。

患者仰卧，术者用拇指按揉患者脾经的大都穴，以驱除脾的湿气；点按肺经的尺泽穴，以达到润肺作用，每穴点按 36 次；点按肾经的然谷穴，以达到温肾作用；点按肝经的行间穴、太冲穴、曲泉穴，以调理肝脏；点按心经的内关穴、少海穴，以泄心火；再把脚腕的商丘穴至三阴交部位揉按一周；然后再把手腕处的太渊穴到列缺穴等部位揉按一周。在四肢部位进行反复多遍的揉按对于降低血糖是非常有效的。再点按合谷穴、太冲穴、阑门穴、巨阙穴、中脘穴，以平衡阴阳，疏中理气（每穴点按 36 次）。

医者用中指肚轻点左梁门（胰尾）、中脘（胰体）、右梁门（胰头），反复 18 ～ 36 次。捏揉第四掌骨与掌中纹相交处，以上腹部有串气感或有温热感为度。如果没有这些感觉，揉按 5 分钟即可，此处为胰在手部的反射区，在这个反射区患者会有很大的痛感。医者会摸到索状物或此处有增厚的感觉。

按揉关元穴、气海穴，由轻到稍重（不可太重）78 次或 108 次。

按揉维道穴、府舍穴、气冲穴、冲门穴、髀关穴及大腿正面肌群至脚腕部，以达到通达脏腑的作用。按揉大腿肌群有很好的降糖作用（每穴点按 36 次）。

按揉大腿侧面的筋关穴到外踝尖，以调整全身的筋、筋膜，以达到理气的目的（每穴点按 36 次）。

按揉大腿内侧，着重于阴陵泉穴到地机穴的范围。在这个范围内会有硬结，尽力打开这些硬结，会取得很好的降糖效果（每穴点按 36 次）。

揉按神庭穴、承浆穴，以增强任、督二脉的循环（每穴点按 36 次）。

再从两侧颊车穴、大迎穴沿下颌反复揉至下颌尖 5 分钟，有时会在下颌边沿按到索状物，应尽力去打开这些硬物。有些糖尿病是因为患者患齿病引起的。调整这个范围能有效解除患病因素。

反复拿揉上肢内侧、阴阳经循行路线 5 分钟。

再让患者俯卧，医者点按委阳穴、委中穴、阴谷穴、曲泉穴、昆仑穴、仆参穴，着重拿揉小腿外侧肌肉丰厚处（每穴点按 36 次）。

从环跳穴拿揉大腿肌肉丰厚处到膝，反复 5 遍。

提、拿、按、揉背部肺俞、膈俞、胰俞（位于第八胸椎棘突下旁开 1.5 寸处）、肝俞、胆俞、脾俞、胃俞、三焦俞、肾俞、气海俞、大肠俞、关元俞、小肠俞、膀胱俞、白环俞，反复 5 遍。在操作过程中，医者会发现患者的背部肋骨有高有低、不平整，这是患者胸椎小关节紊乱所致。

对患者的颈椎进行拿揉，点按风池穴、风府穴（每穴点按 36 次）。

本节相关穴位图如下：

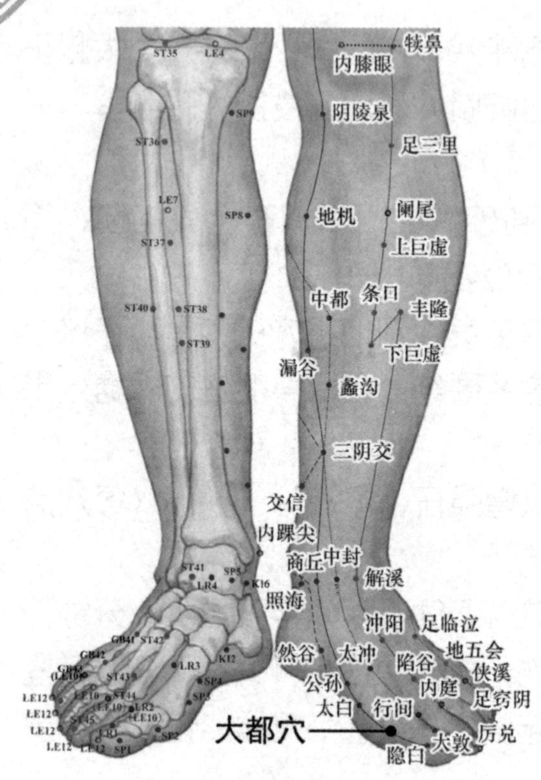

位于人体的足内侧缘，当足大趾本节（第一跖趾关节）前下方赤白肉际凹陷处。

位于人体的足内侧缘，足舟骨粗隆下方，赤白肉际。

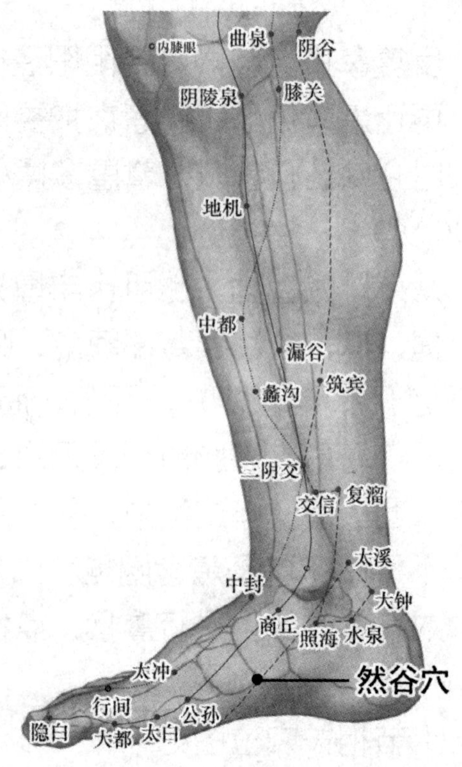

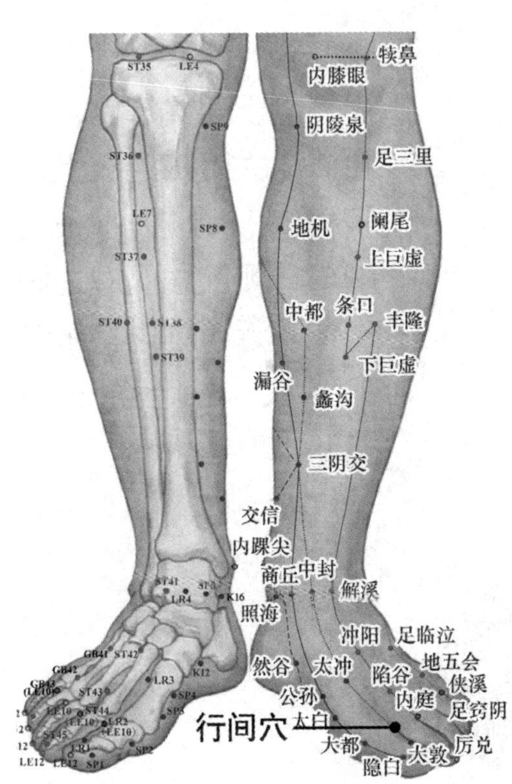

位于足背侧，当第一、二趾间，趾缝缘的后方赤白肉际处（足背侧，足大趾、二趾合缝后方赤白肉分界处凹陷中，稍微靠足大趾边缘）。

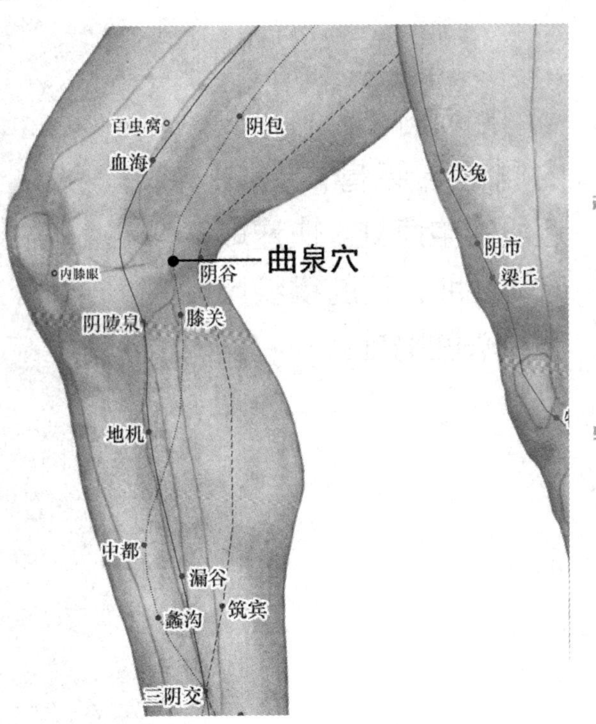

位于人体的膝内侧，屈膝，当膝关节内侧端，股骨内侧髁的后缘，半腱肌、半膜肌止端的前缘凹陷处。

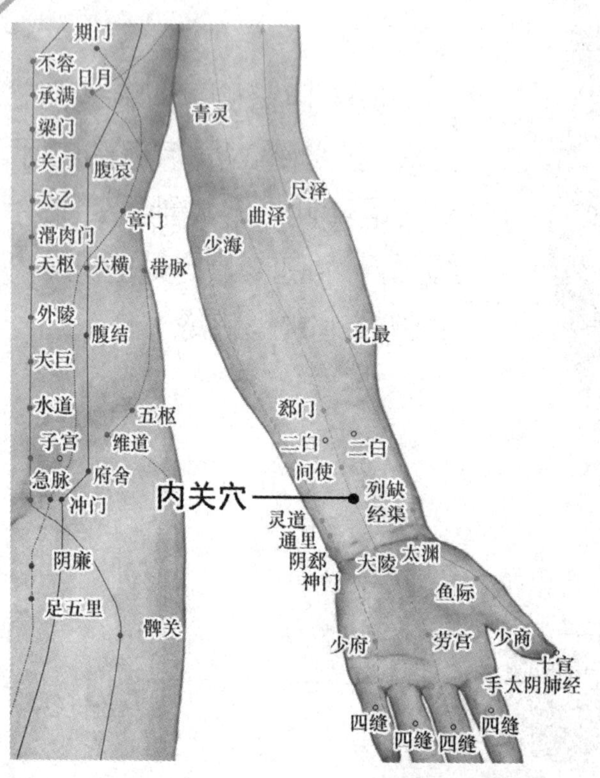

位于前臂掌侧，当曲泽与大陵的连线上，腕横纹上2寸，掌长肌腱与桡侧腕屈肌腱之间（或从近手腕之横皱纹的中央，往上约三指宽）。

屈肘时，当肘横纹内侧端与肱骨内上髁连线的中点处。快速取穴：屈肘，在肘横纹尺侧纹头凹陷处。

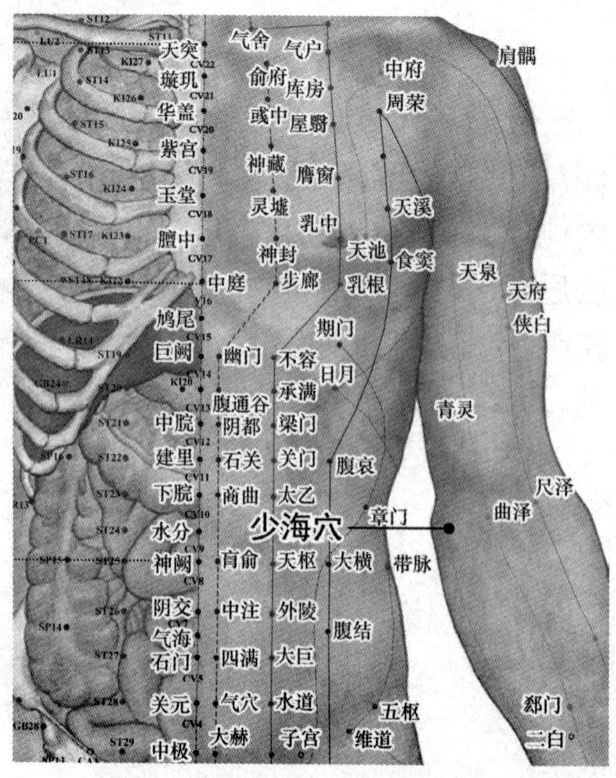

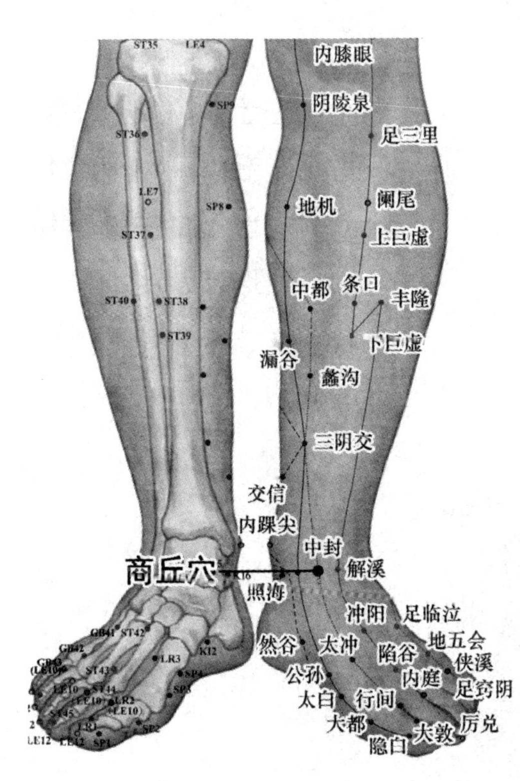

位于人体的足内踝前下方凹陷中，当舟骨结节与内踝尖连线的中点处。

位于小腿内侧，当足内踝尖上 3 寸，胫骨内侧缘后方（足内踝上缘四指宽，在踝尖正上方胫骨边缘凹陷中）。

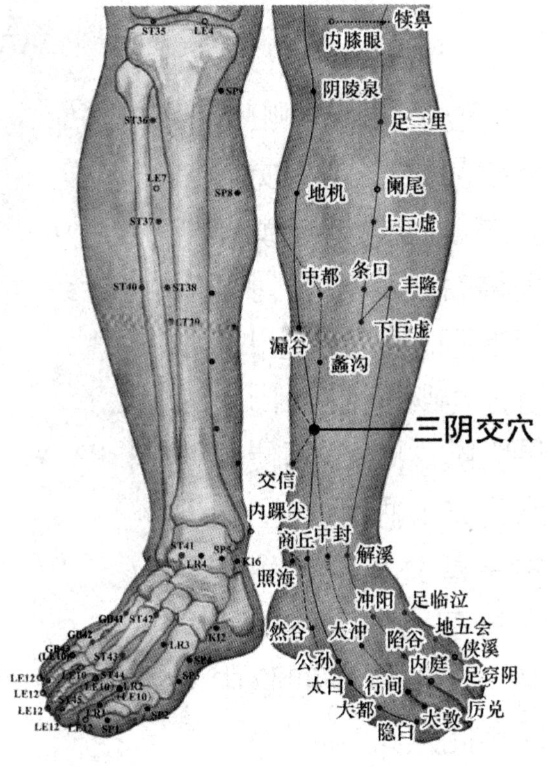

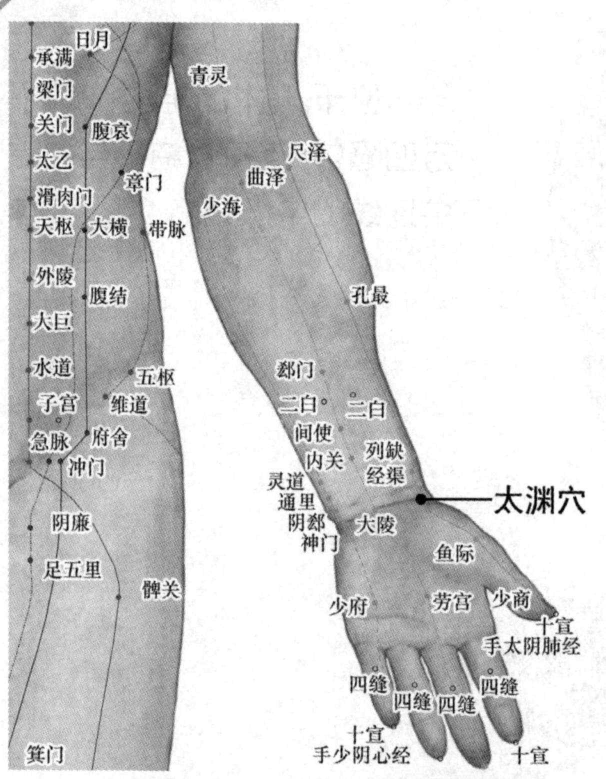

位于腕掌侧横纹桡侧，桡动脉搏动处（手腕部位，手腕横纹上，拇指根部侧）。

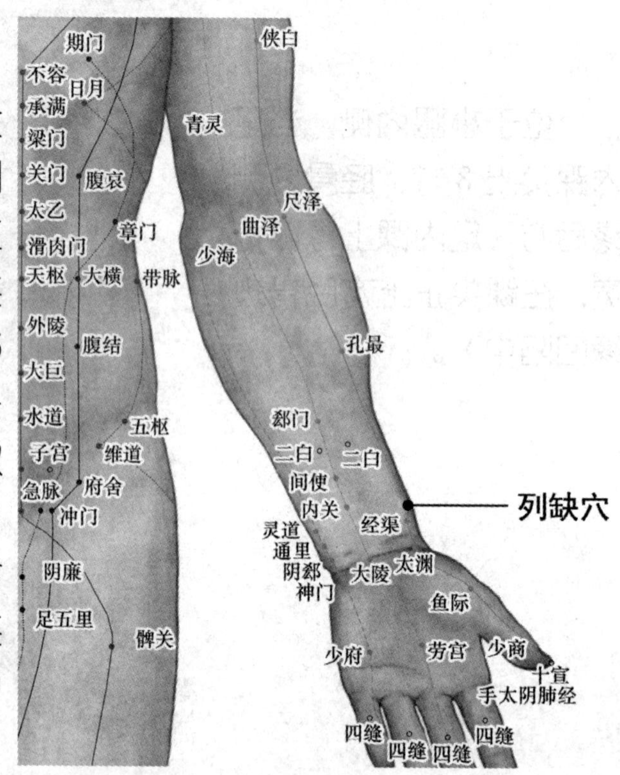

位于手腕内侧(大拇指侧下)，能感觉到脉搏跳动之处（或在前臂桡侧缘，桡骨茎突上方，腕横纹上1.5寸，当肱桡肌与拇长展肌腱之间）。简便取穴方法：两手虎口自然平直交叉，一手食指按在另一手桡骨茎突上，指尖下凹陷中即是此穴。

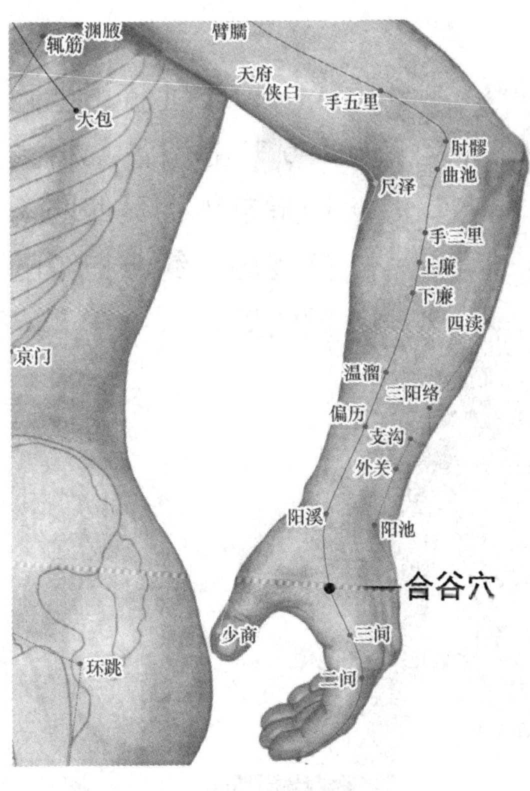

侧腕对掌，自然半握拳，位于手背部位，第二掌骨中点，拇指侧（在手背，第一、二掌骨间，第二掌骨桡侧的中点）。简易找穴法：将拇指和食指张成 45° 时，位于骨头延长角的交点即是此穴。

位于足背侧，当第一跖骨间隙的后方凹陷处（第一、二趾跖骨连接部位中）。以手指沿大脚趾、次趾夹缝向上移压，压至能感觉到动脉映手，即是此穴。

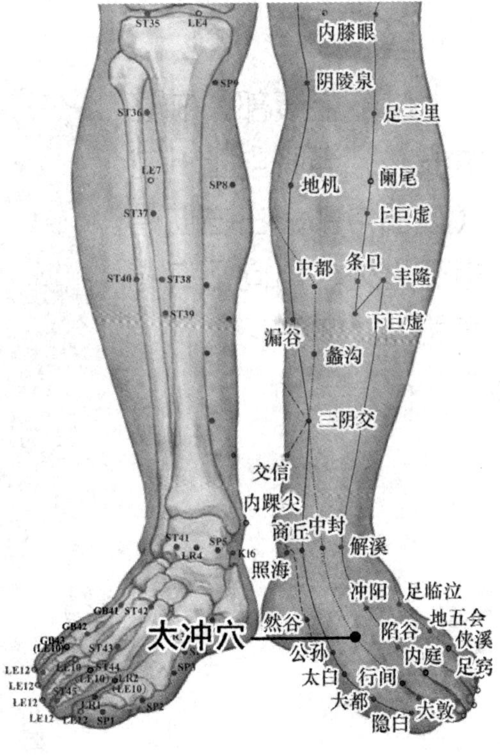

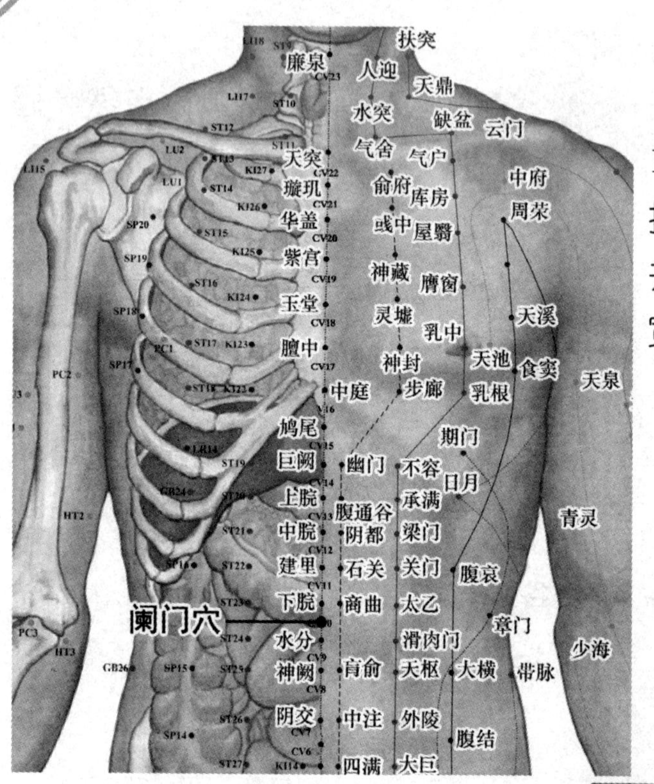

位于肚脐正上方1.5寸的位置。将大拇指之外的其他四指并拢后，约一指半的宽度处。

位于上腹部，前正中线上，当脐中上6寸（腹部中部，左右肋骨相交之处，再向下二指宽即为此穴）。

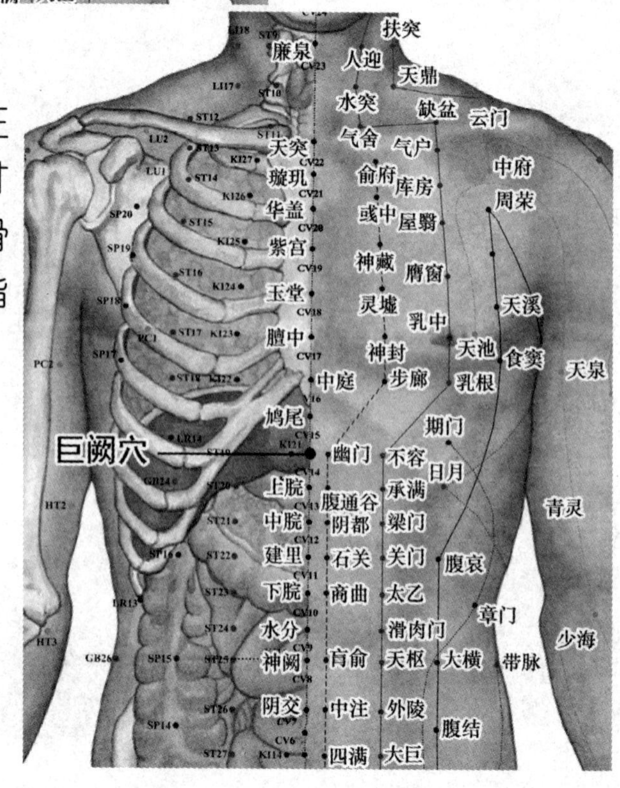

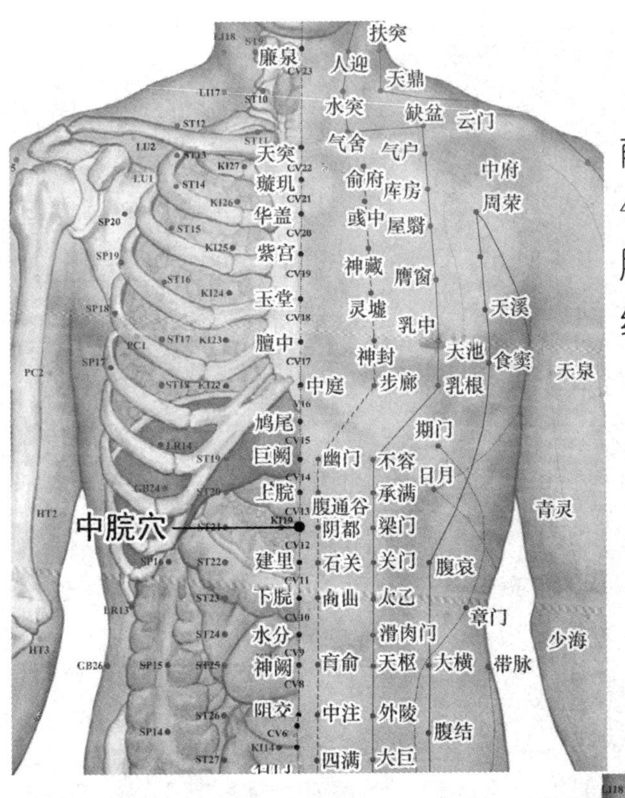

位于人体上腹部，前正中线上，当脐中上4寸。具体找法如下：胸骨下端和肚脐连接线中点即为此穴。

位于人体的上腹部，当脐中上4寸，距前正中线2寸。

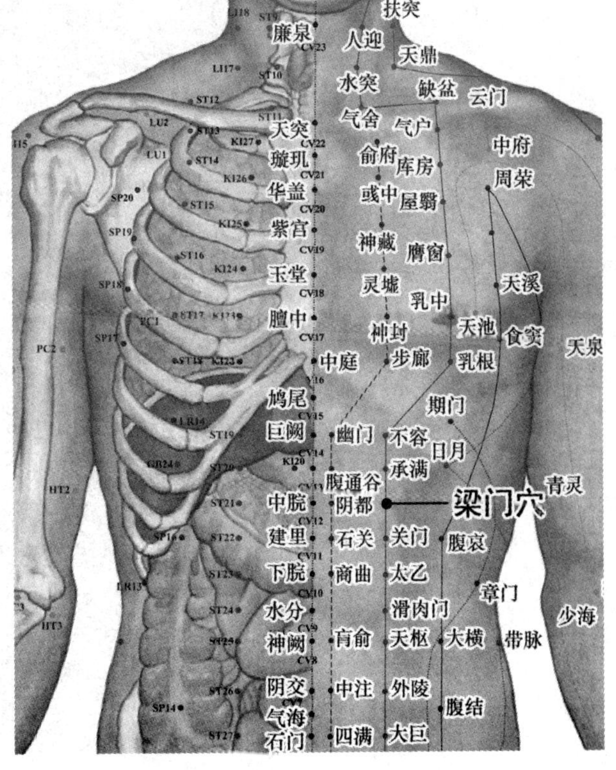

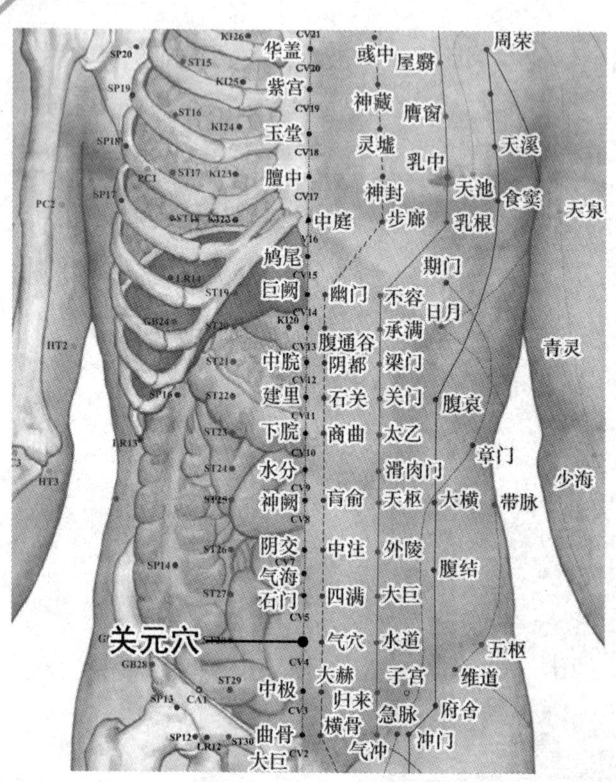

位于下腹部，前正中线上，当脐中下 3 寸（从肚脐到耻骨上方画一线，将此线五等分，从肚脐往下 3/5 处）。

位于人体下腹部，前正中线上，当脐中下 1.5 寸（直线连接肚脐与耻骨上方，将其分为十等分，从肚脐往上 3/10 的位置）。

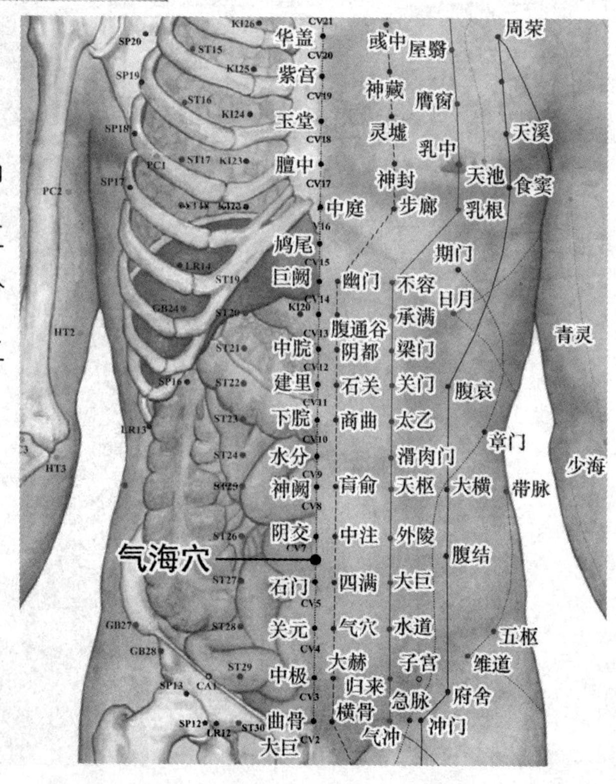

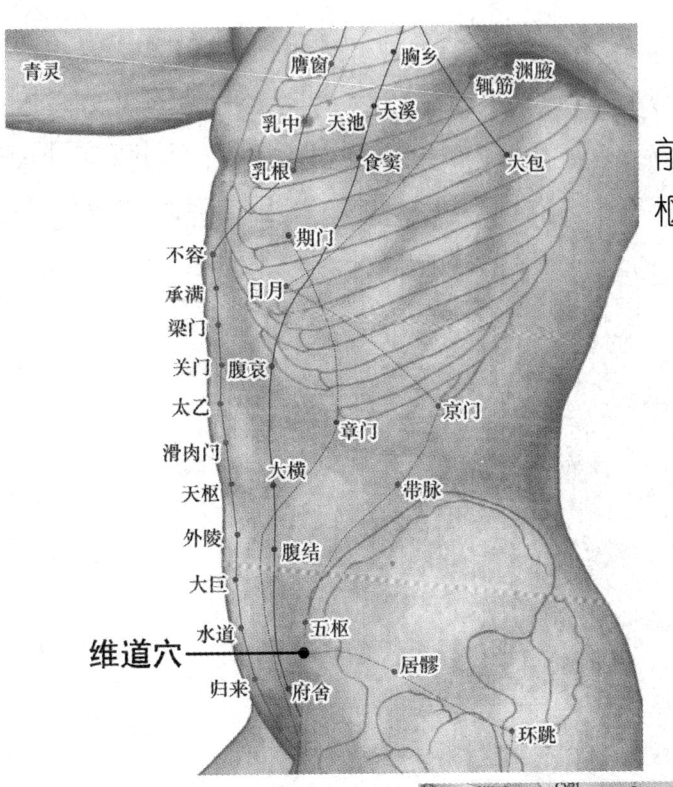

在侧腹部，当髂前上棘的前下方，五枢穴前下 0.5 寸。

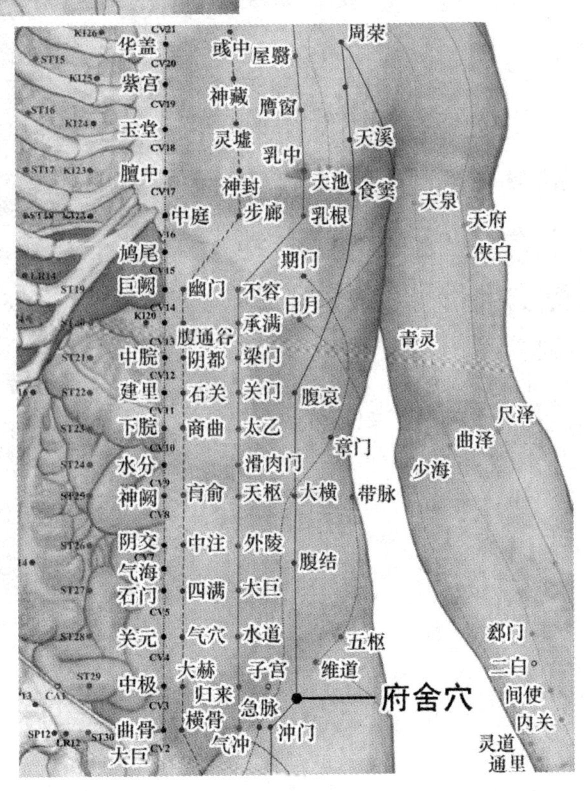

位于人体的下腹部，当脐中下 4 寸，冲门穴上方 0.7 寸，距前正中线 4 寸。

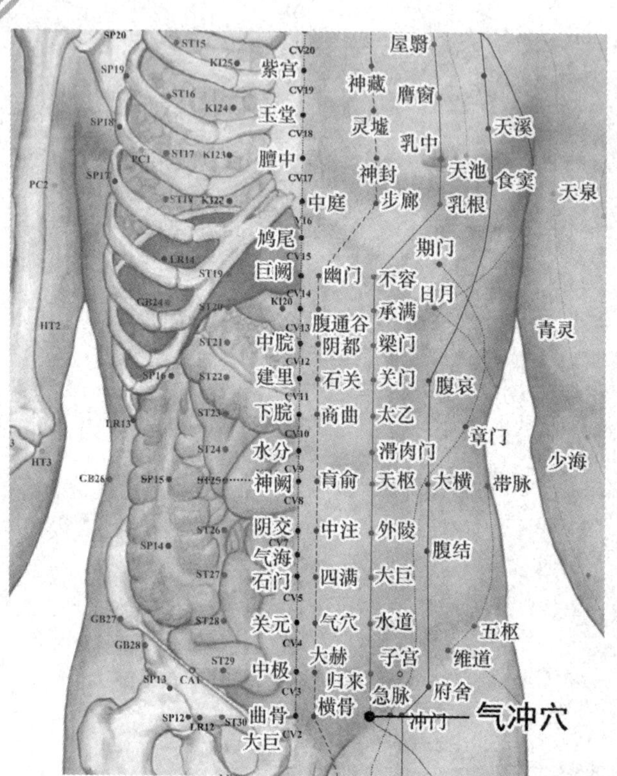

位于人体的腹股沟稍上方，当脐中下5寸，距前正中线2寸。

位于人体的腹股沟外侧，距耻骨联合上缘中点3.5寸，当髂外动脉搏动处的外侧。

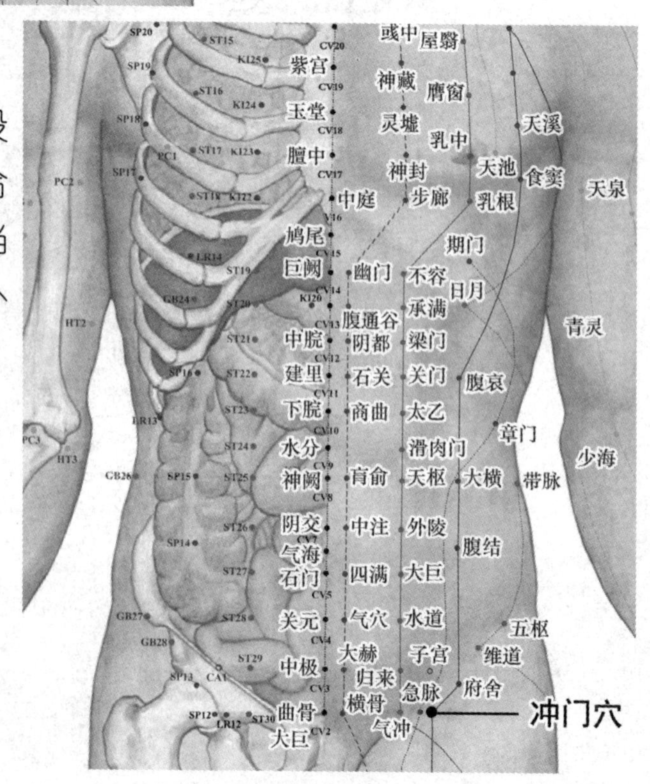

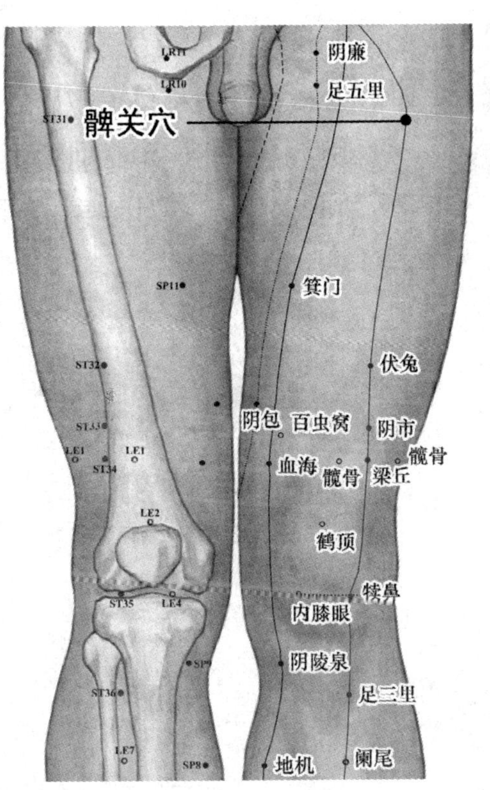

位于人体的大腿前面，当髂前上棘与髌底外侧端的连线上，屈髋时，平会阴，居缝匠肌外侧凹陷处。

穴位于小腿内侧，膝下胫骨内侧凹陷中，与阳陵泉相对（或当胫骨内侧髁后下方凹陷处）。

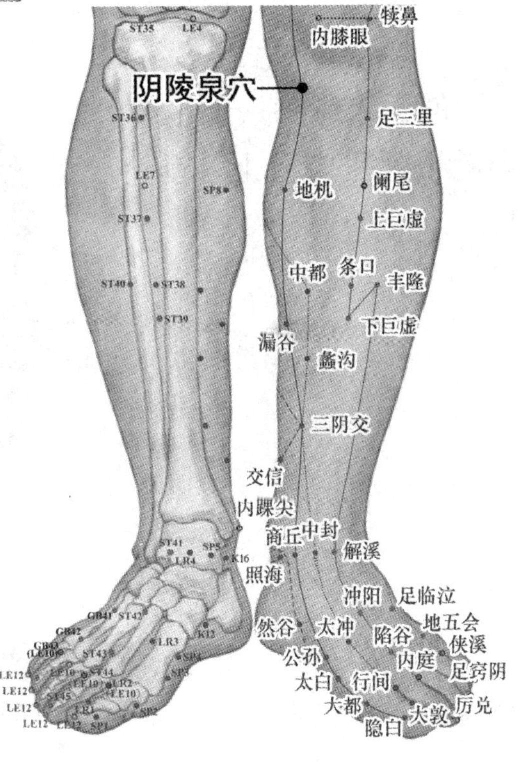

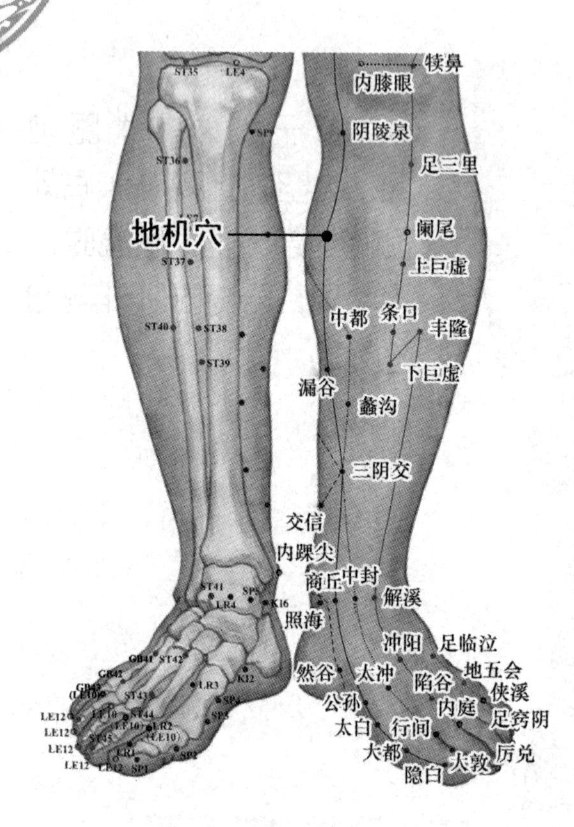

位于人体的小腿内侧，当内踝尖与阴陵泉穴的连线上，阴陵泉穴下3寸。

位于人体的头部，当前发际正中直上0.5寸。

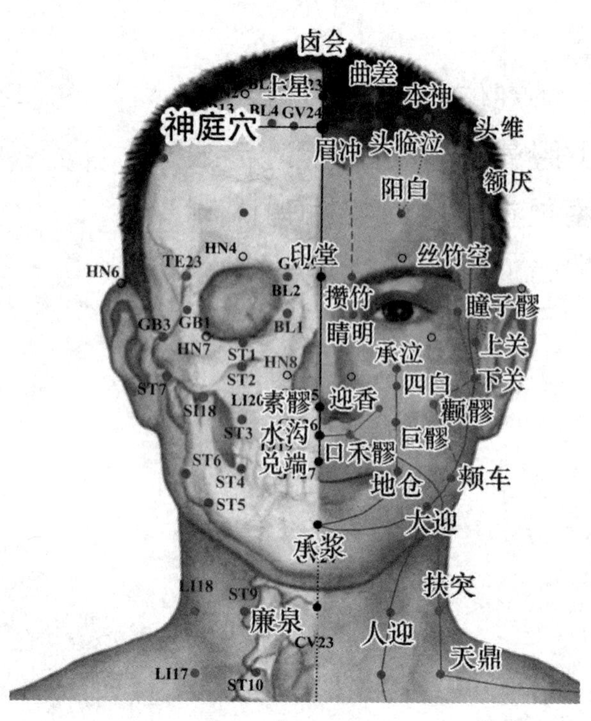

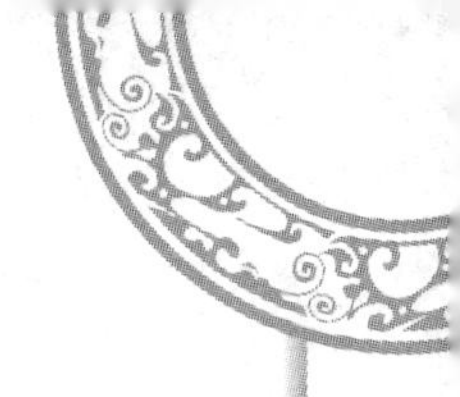

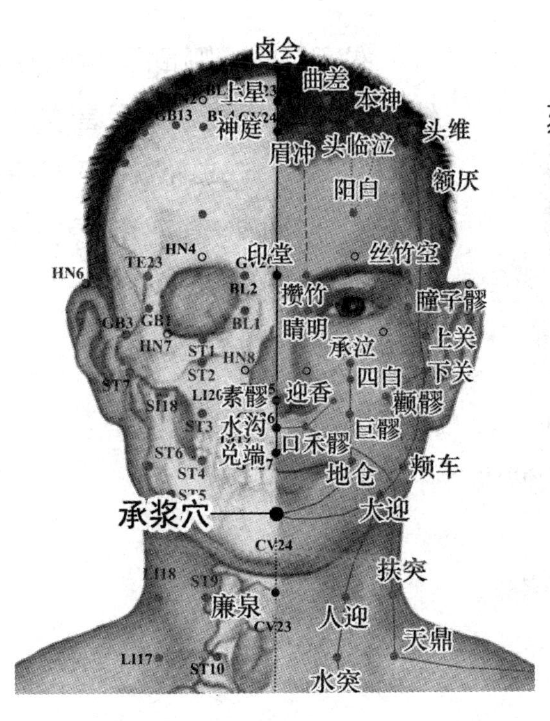

位于人体的面部，当颏唇沟的正中凹陷处。

位于头部侧面下颌骨边角上，向鼻子斜方向约1厘米处的凹陷中。另一取穴法：下颌角前上方约一横指（中指），当咀嚼时咬肌隆起，按之凹陷。

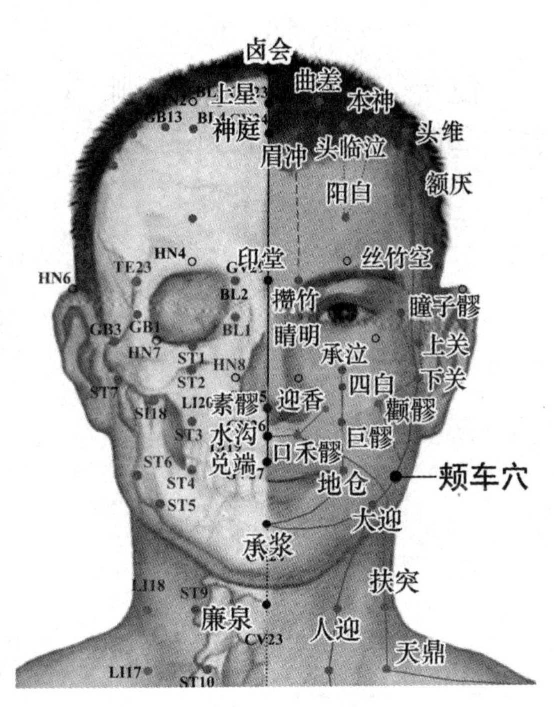

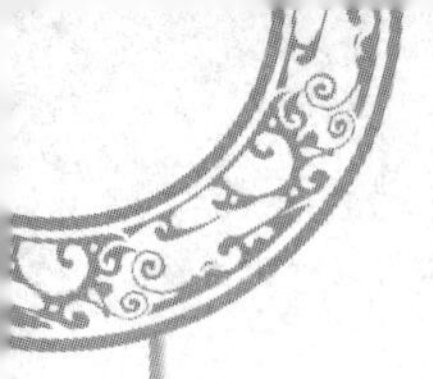

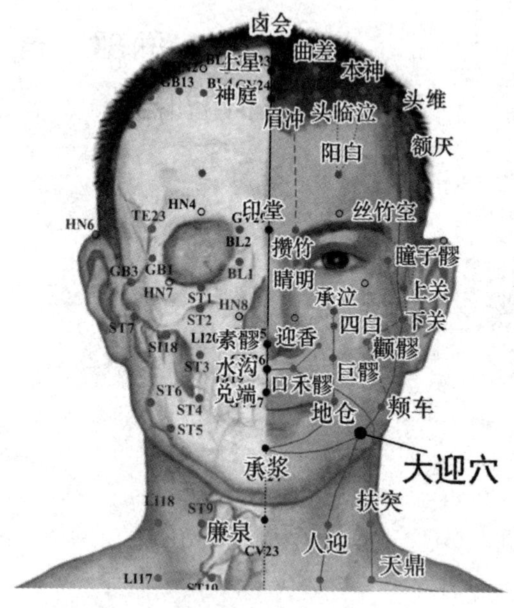

位于头部侧面下颌骨部位，嘴唇斜下、下巴骨的凹处（人体大迎穴位于下颌角前方，咬肌附着部前缘，当面动脉搏动处）。

位于人体的腘横纹外侧端，当股二头肌腱的内侧。

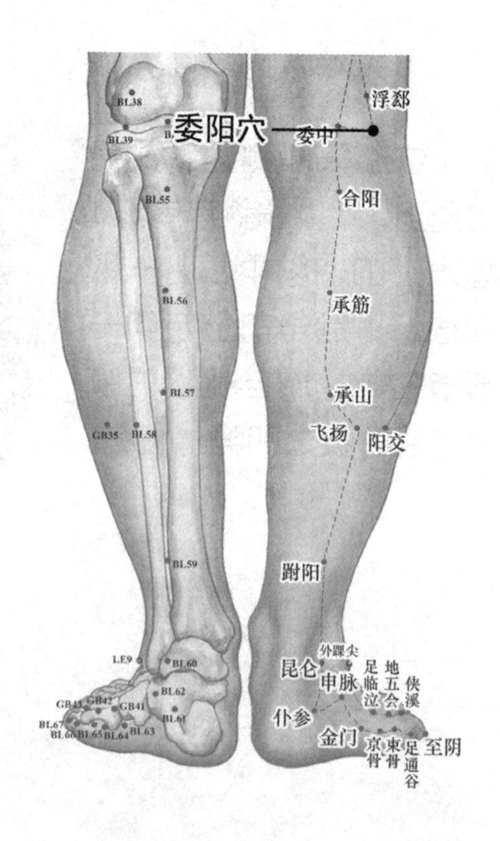

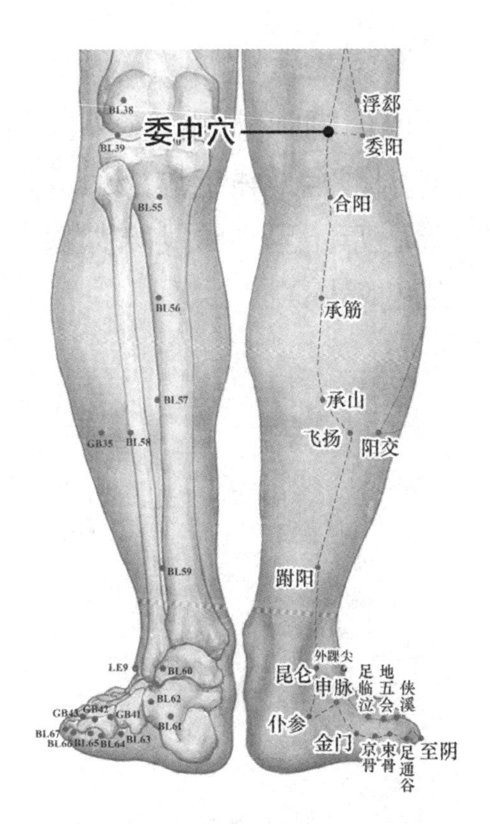

位于腘横纹中点，股二头肌腱与半腱肌腱中间，即膝盖里侧中央。

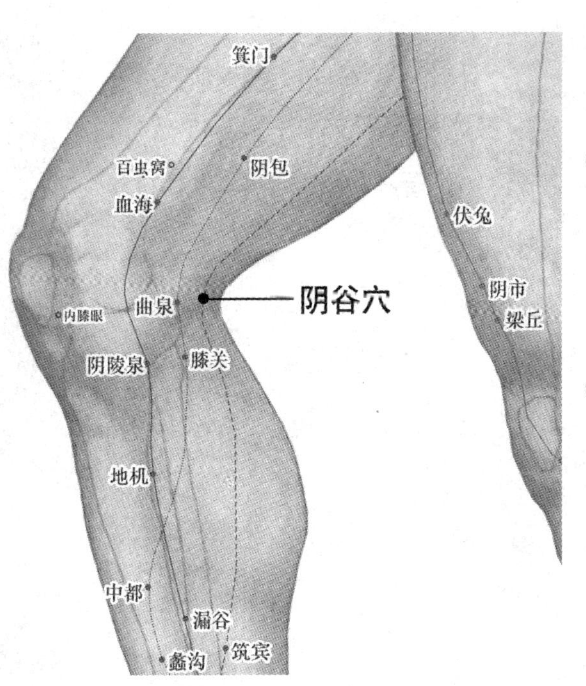

位于腘窝内侧，屈膝时，当半腱肌肌腱与半膜肌肌腱之间（大腿内侧，膝盖关节内侧 5 厘米左右上方）。

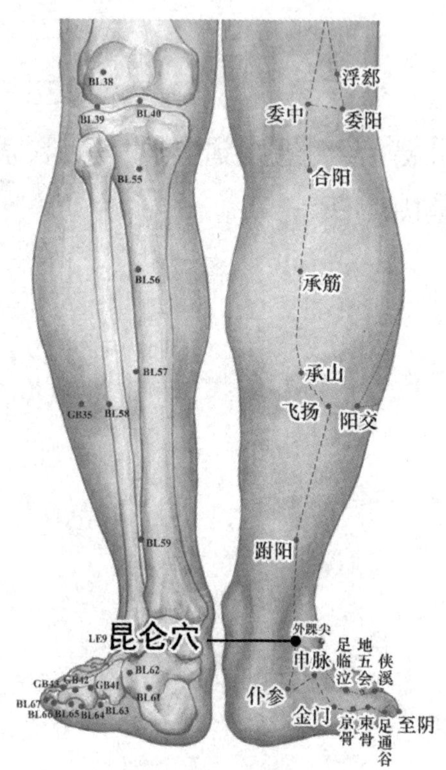

位于脚踝外侧，在外踝顶点与脚跟相连线的中央点（足外踝后方，当外踝尖与跟腱之间的凹陷处）。

位于人体的足外侧部，外踝后下方，昆仑穴直下，跟骨外侧，赤白肉际处。

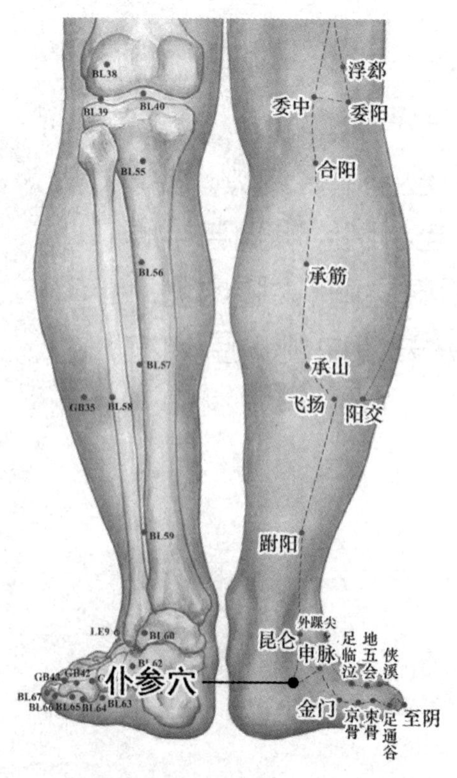

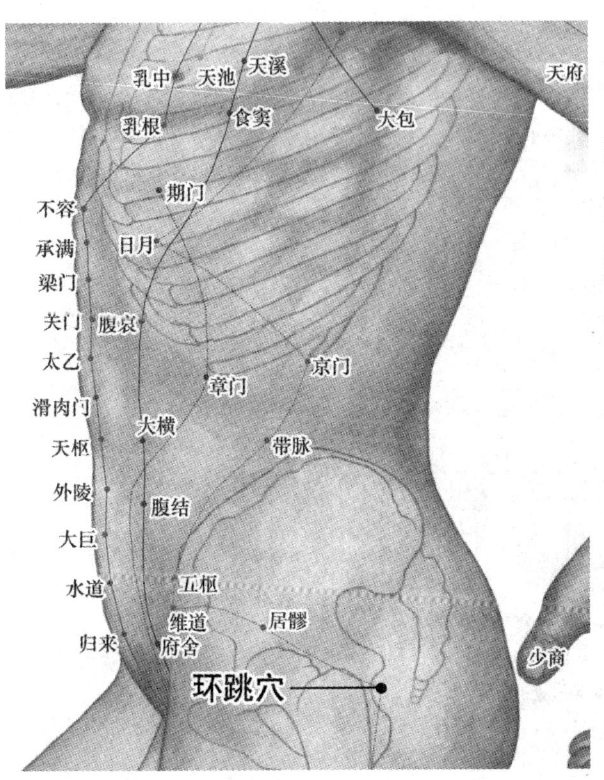

位于人体的股外侧部，侧卧屈股，当股骨大转子最凸点与骶管裂孔连线的外 1/3 与中 1/3 交点处。

一般采用正坐或俯卧姿势，位于背部，当第三胸椎棘突下，左右旁开 1.5 寸（二指宽）处。

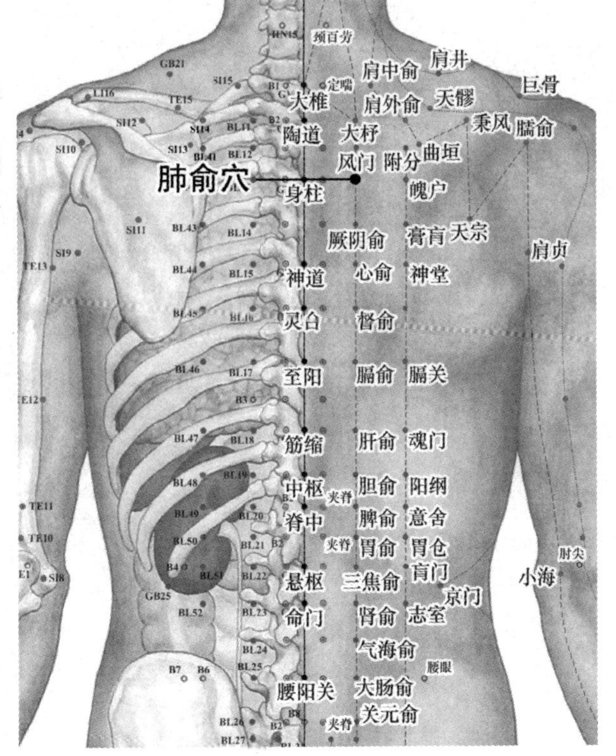

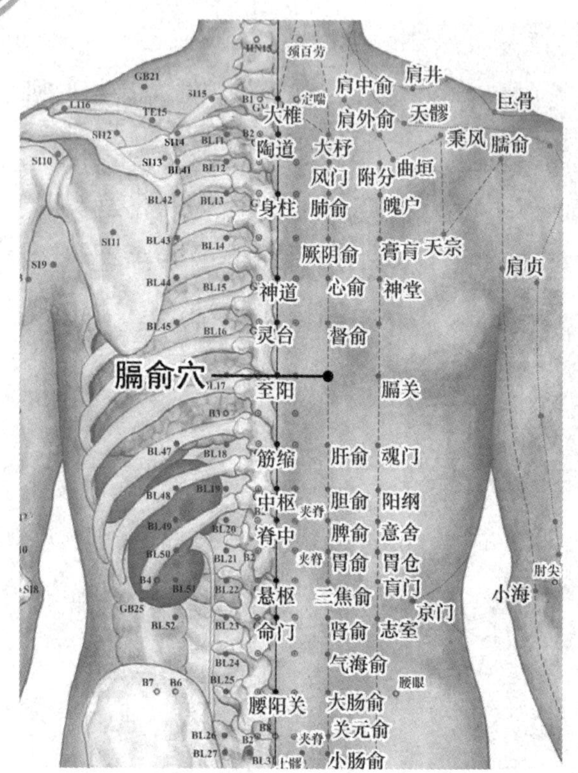

位于身体背部，当第七胸椎棘突下，旁开 1.5 寸（二指宽）处。

膈俞穴与肝俞穴之间，经外奇穴。在足太阳膀胱经循行路线上，定位在足太阳膀胱经第八胸椎棘突下旁开 1.5 寸处。

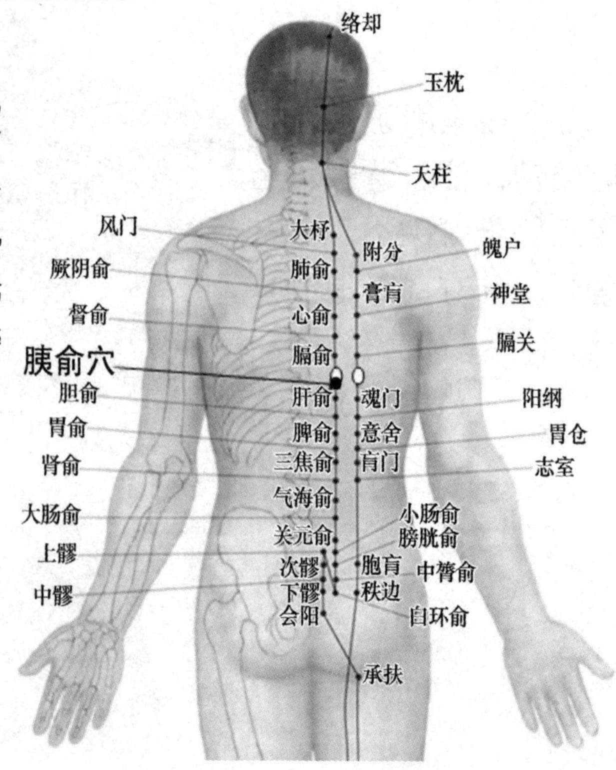

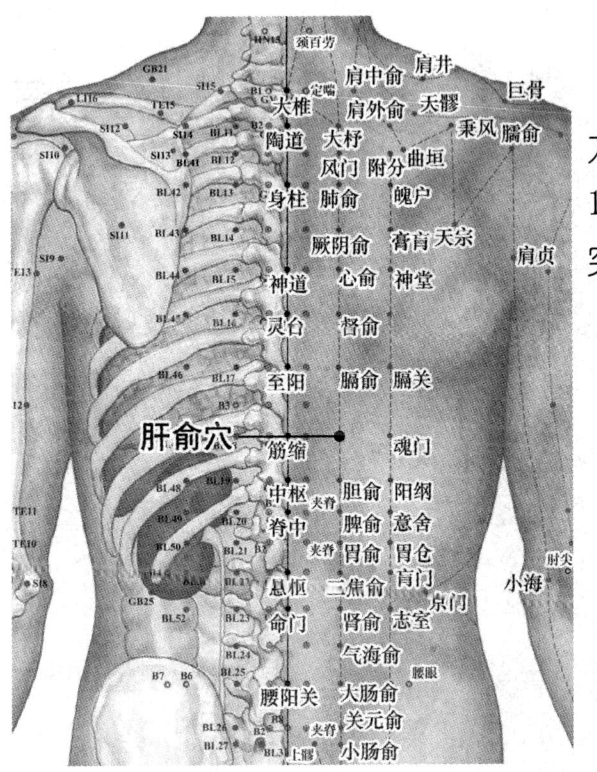

位于背部脊椎旁，第九胸椎凸骨下，左右旁开1.5寸处（或第九胸椎棘突下，左右二指宽处）。

位于背部，当第十胸椎棘突下，旁开1.5寸（左右二指宽处）。

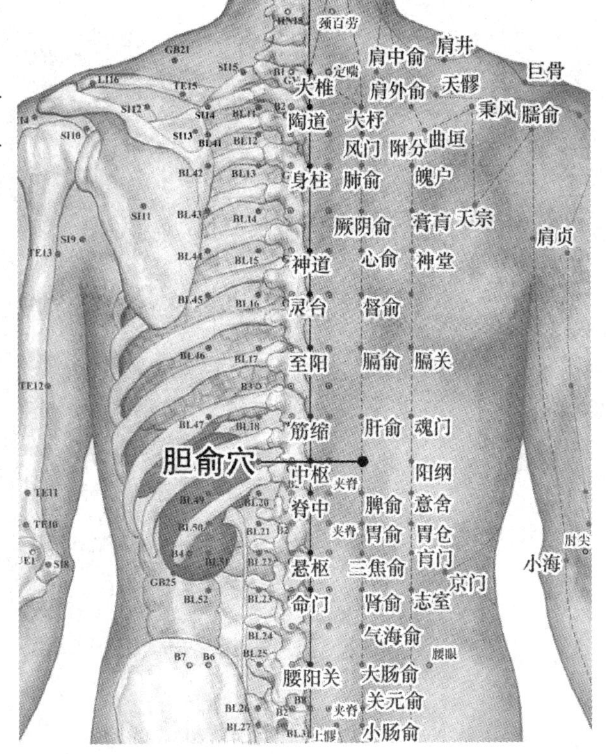

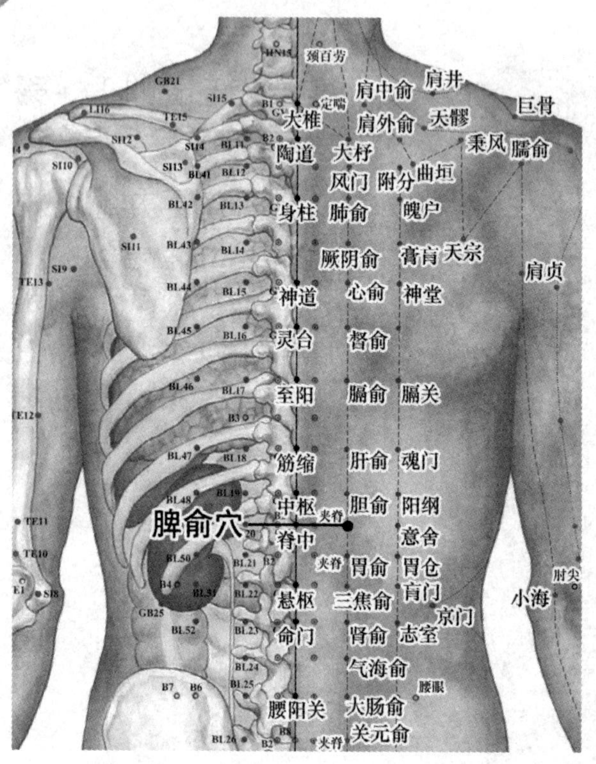

位于人体背部，在第十一胸椎棘突下，旁开1.5寸（两指宽）处。

位于身体背部，当第十二胸椎棘突下，旁开1.5寸（左右旁开二指宽）处。

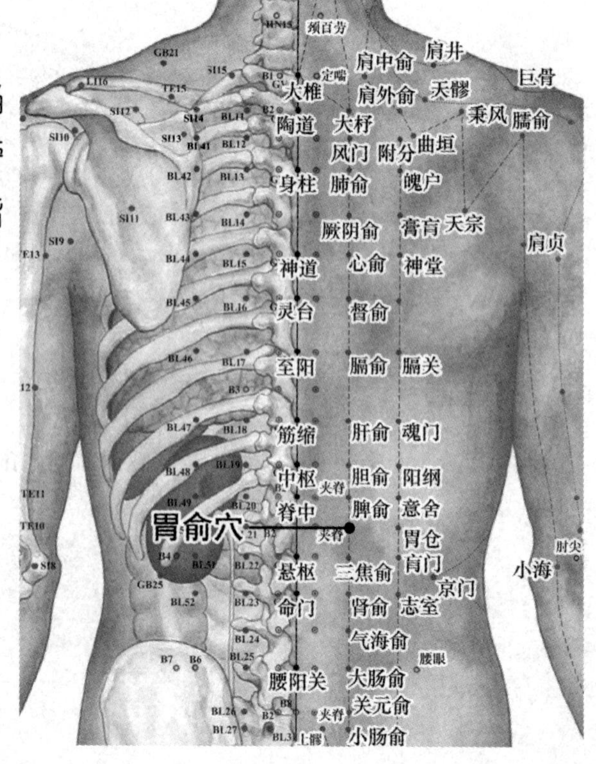

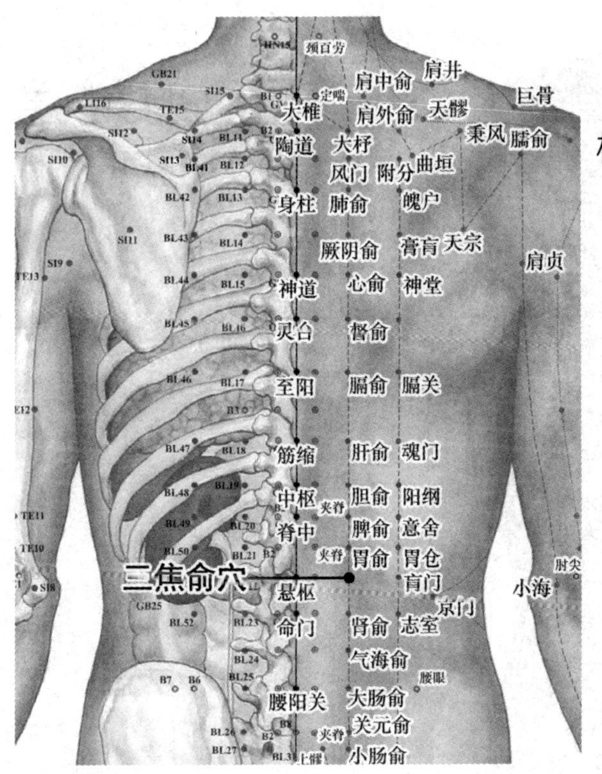

位于腰部，当第一腰椎棘突下，旁开1.5寸（旁开二指宽）处。

位于腰部，当第二腰椎棘突下，旁开1.5寸（二指宽）处。

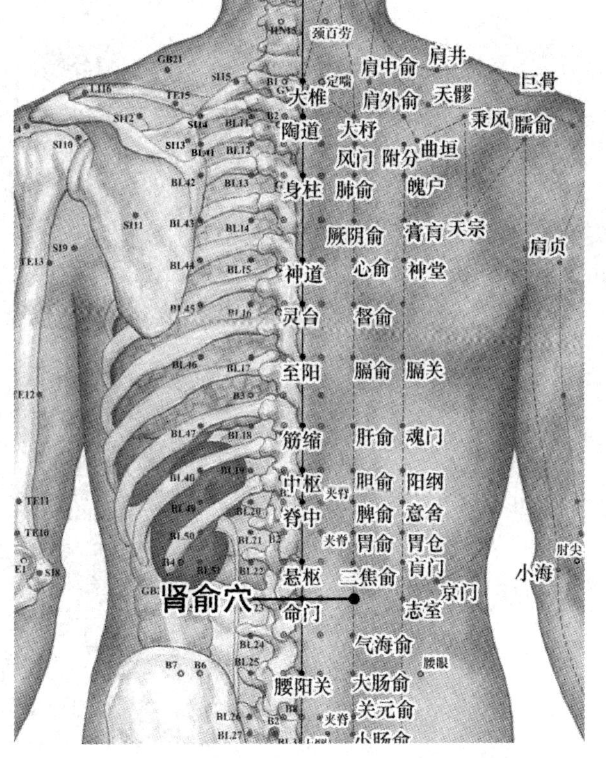

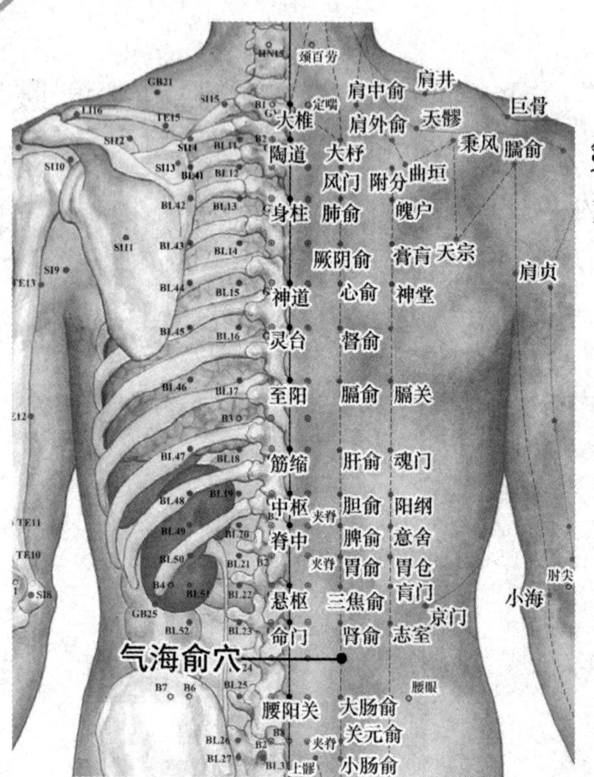

位于人体的腰部，当第三腰椎棘突下，旁开1.5寸。

位于人体腰部，当第四腰椎棘突下，旁开1.5寸（二指宽）处。

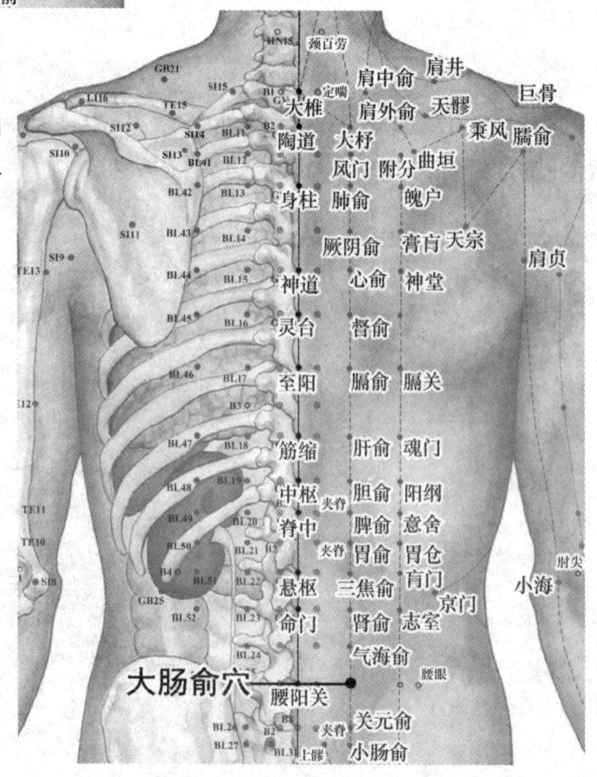

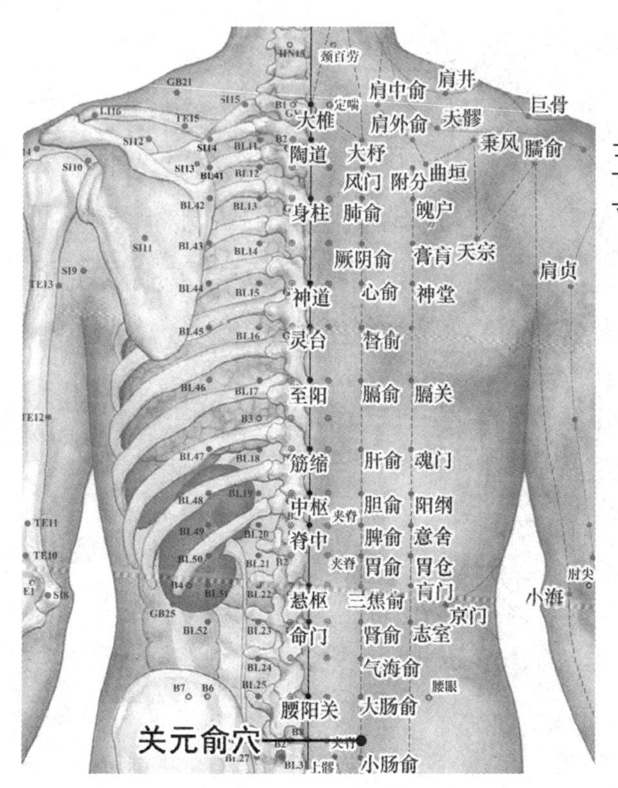

位于身体骶部，当第五腰椎棘突下，旁开1.5寸（旁开2指宽）处。

位于骶部，当骶正中嵴旁1.5寸，平第一骶后孔（当第一骶椎左右二指宽处，与第一骶后孔齐平）。

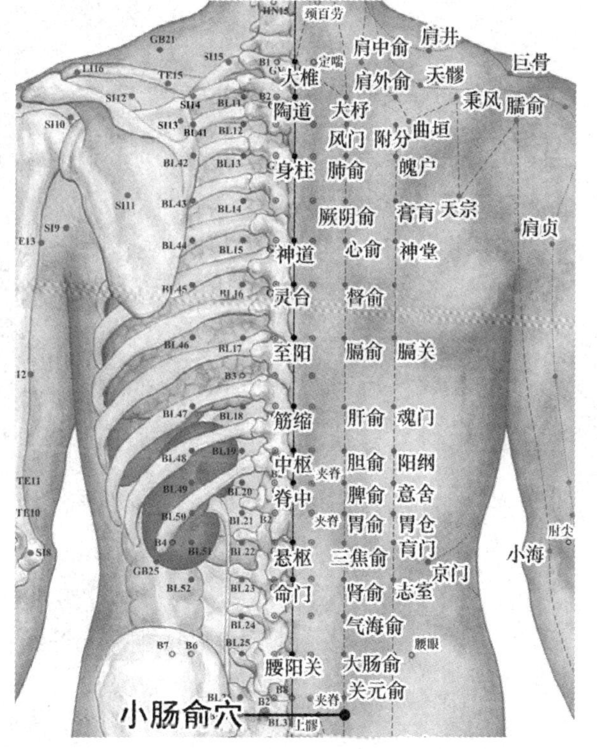

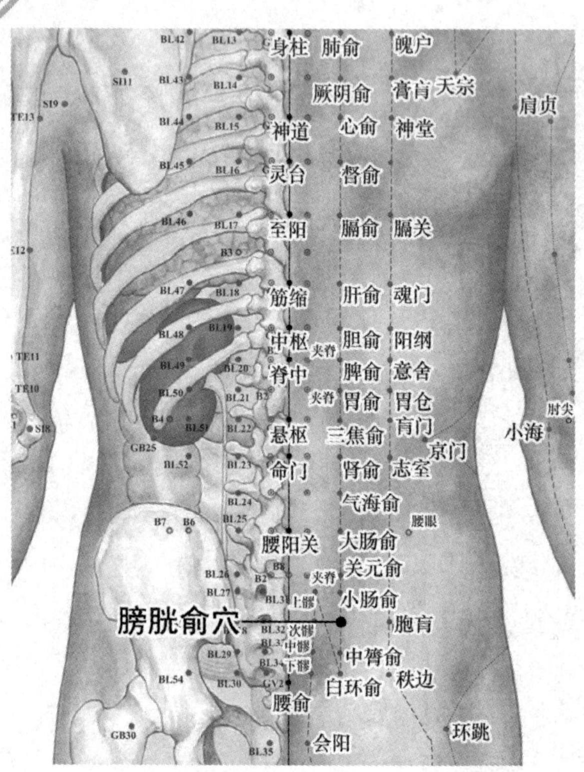

位于身体骶部，当骶正中嵴旁1.5寸，平第二骶后孔（第二骶椎左右二指宽处，与第二骶后孔齐平）。

位于人体的骶部，当骶正中嵴旁1.5寸，平第四骶后孔。

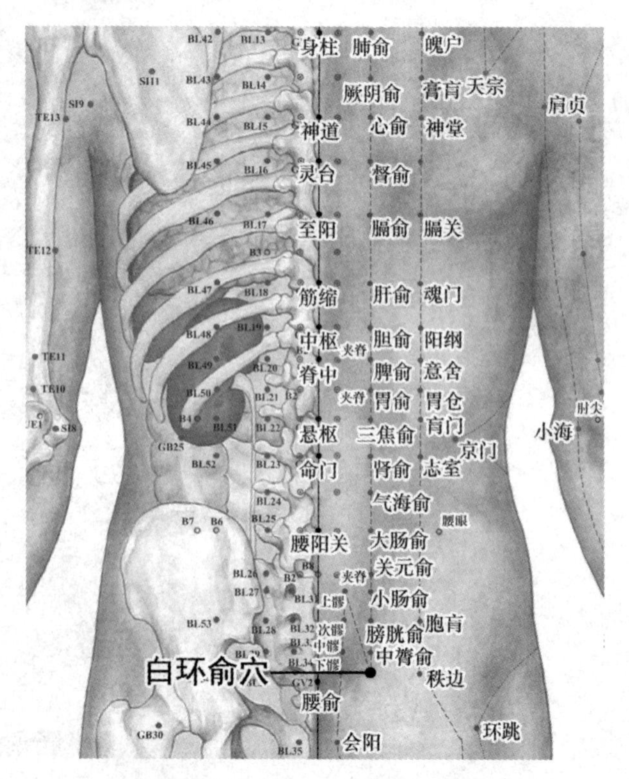

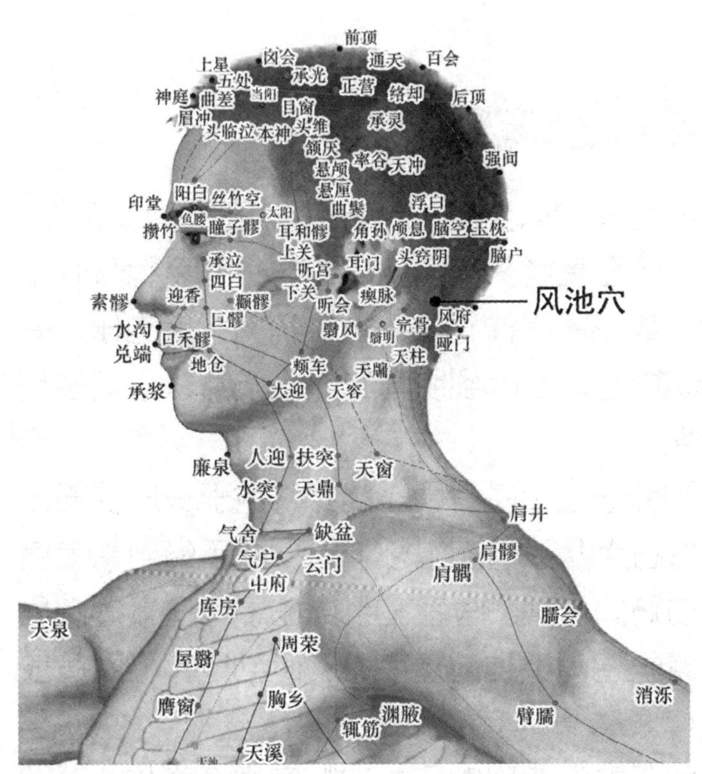

位于后颈部，后头骨下，两条大筋外缘陷窝中，相当于与耳垂齐平（或当枕骨之下，与风府穴相平，胸锁乳突肌与斜方肌上端之间的凹陷处即是此穴）。

后颈部，两风池穴连线中点，颈顶窝处。当后发际正中直上1寸，枕外隆凸直下，两侧斜方肌之间凹陷处。

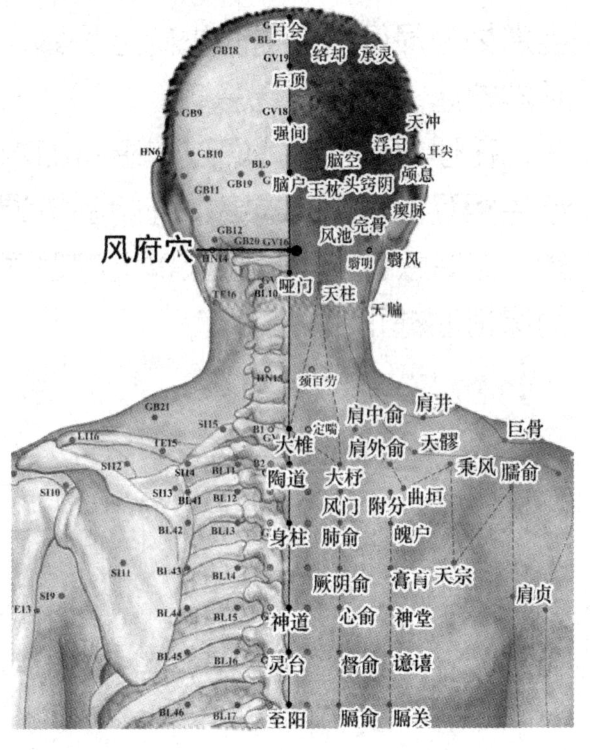

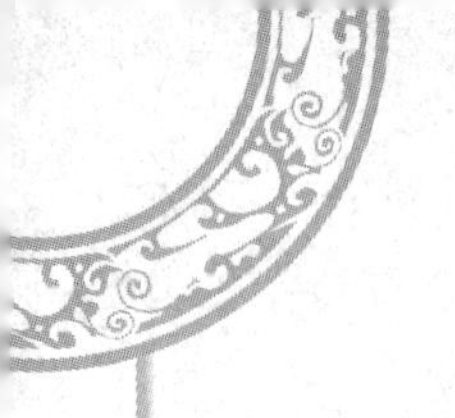

第二节　外调法

对胸椎小关节紊乱要加以整复。患者俯卧，在整理背部时，医者十指交叉相扣，站在患者头部前方床边，将两手腕分开，从第十二肋骨开始，放在患者脊柱上，两手稍向下用力压，并向前推，同时两手腕内合，会听到肋骨咔咔的响声，依次做到两肩部位，反复3次。

让患者下床坐到椅子上，患者两手相扣，抱于头后枕部，医者在患者身后，将右手从患者肩上部伸入，把手绕到患者肩胛部，医者手背尽力贴向脊柱。医者左手拖住患者左大臂向后轻拉，同时医者右臂垂直向上提起患者，会听到响声，然后放下。左侧如前法操作。

动作要领：医者在患者背部的手尽力贴向患者脊柱，以贴到患处为最好，上提时先向上提紧，再用适当的力上提，不可猛然拉起，以免拉伤患者。

在理疗过程中，通过对患者的内外调整，使人体各个系统产生相互的作用，提高各脏腑的协调性，以达到除病强体的效能，如果患者能坚持百天以上的理疗，则有可能脱离药物控制而保持血糖正常。

第八章　调三焦法

《难经·六十六难》说“三焦者，原气之别使也，主通行三气，经历于五脏六腑”。这说明三焦是人体元气循行的气道，气通则水通也是行水的要道。《难经·三十一难》载：“上焦，其治在膻中；中焦，其治在脐旁；下焦，其治在脐下一寸；三焦，其府在气街。”其中，脐旁指天枢穴，脐下一寸指阴交穴，气街即气冲穴。由此可知，上、中、下三焦的病症分别有其对应的主治穴位，膻中主治上焦疾病，天枢主治中焦疾病，阴交主治下焦疾病，气冲通治三焦疾病。

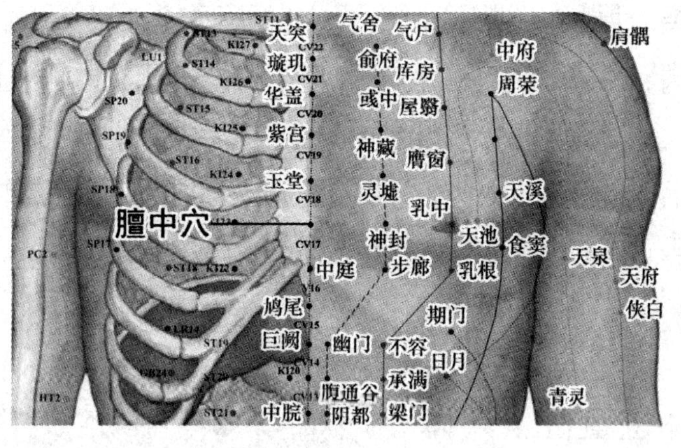

膻中穴的准确位置在胸部，横平第4肋间隙，前正中线上。膻中穴为任脉穴，是心包经之募穴，八会穴之气会，足太阴、少阴、手太阳、少阳、任脉之交会穴。膻中穴为“气之海”，任脉之气在此吸暖胀散，故又称“上气海穴”。此穴位主治上焦心肺疾病，如呼吸短气、咳逆哮喘、肺痈唾脓等呼吸系统疾病；胸闷、胸痛等心血管疾病；呃逆、不下食等膈肌不利之病症。

患者仰面平躺，术者用拇指指腹轻按于膻中穴上，患者呼气时拇指轻轻向下加力，患者呼气时术者拇指保持不动，待患者三到五个呼吸时患者胸腹部会出现窜气声或拇指下有跳动感说明已经气通即可慢慢放手。

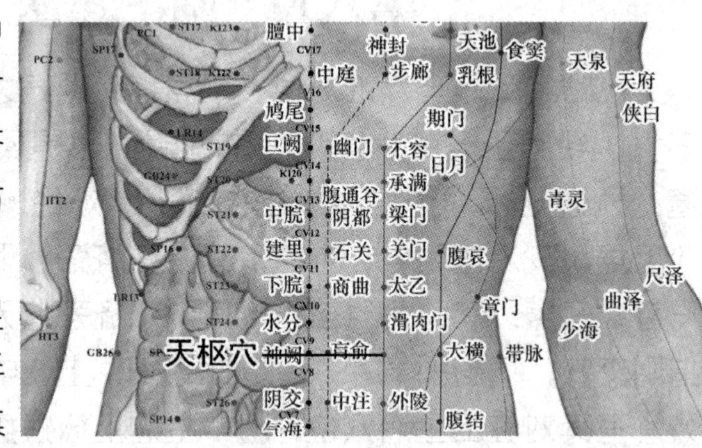

天枢穴在中腹部，取穴的时候要仰卧，肚脐左右两寸的地方就是天枢穴。

天枢穴为足阳明胃经穴，手阳明大肠经之募穴，在上下腹分界处，斡旋上下，是中焦气机升降的枢纽。以治疗肠胃疾病和妇科疾病为主。主治脾胃肝胆疾病：腹胀、腹痛、肠鸣、泄泻、食不化、不嗜食、奔豚气上冲等消化系统疾病；月事不调、漏下赤白、女子胞中痛等妇科疾病。

患者仰面平躺，术者用拇指和中指匀力按在天枢穴上不可过于用力轻轻顺时针慢慢旋转，待指下有跳动感或肠鸣声说明气通即可慢慢放手。

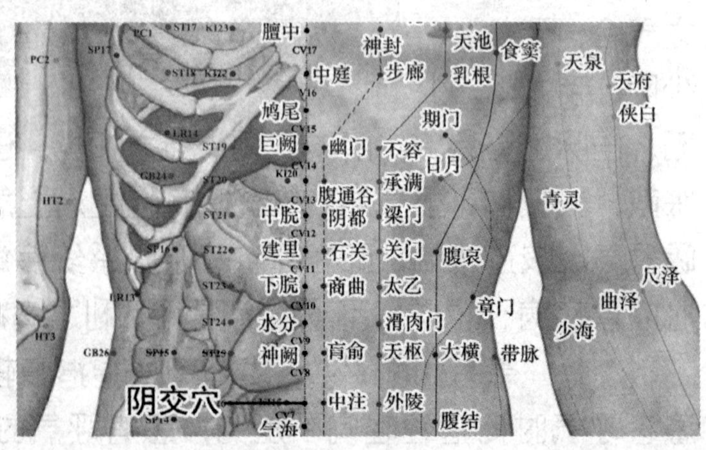

阴交穴的具体位置位于人体的下腹部，脐中下1寸，前正中线上。

任脉冲脉的上行水气在此交会。

“阴”，阴水之类也。“交”，交会也。该穴名意指任脉冲脉的上行水气在此交会。本穴物质中有气海穴传来的热胀之气，有冲脉夹肾经而行的水湿之气外散传至本穴，二气交会后形成了本穴的天部湿冷水气，故名“阴交穴”。

作用功效主治病证：

（1）肾阳虚衰之崩漏、月经过多、带下、恶露不止、闭经、腹满、水肿、绕脐冷痛、泄泻诸病症。

（2）湿热下注之阴痒、赤白带下诸症。

（3）寒凝经脉之疝气、腰膝拘挛诸症。

取穴：患者仰面平躺术者用大拇指指腹轻轻按压阴交穴，待指下有跳动感或肠鸣声即可慢慢放手。

气冲穴位于人体的腹股沟稍上方，当脐中下5寸，距前正中线2寸。

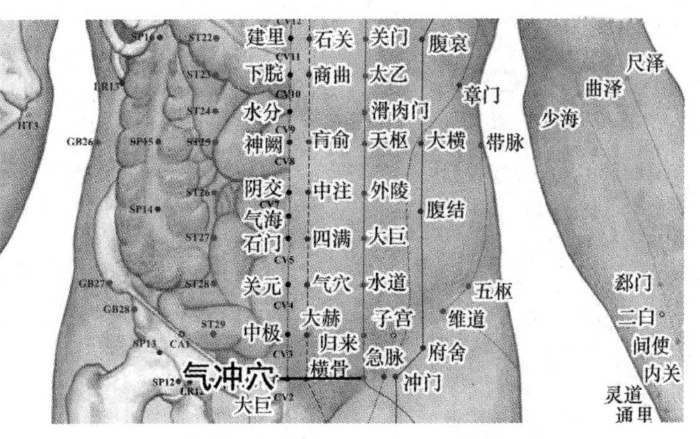

将冲脉之气渗灌胃经。

地部经水由归来穴传来后气化为天部之气，天部之气大部分循胃经上行，小部分循胃经下行。

患者仰面平躺，术者用二大拇指腹轻按在气冲穴上待两腿或两脚有酸、胀、麻、热感时慢慢放手有一股热流直达脚下即为气通。

久病者三焦必有阻塞，上、中、下三焦受阻病症表现各有不同。

（1）上焦

发热，微恶风寒，无汗或少汗，口微渴，咳嗽，咽红肿痛，苔薄白，舌边尖红，脉浮数；或神昏谵语，或昏愦不语，舌蹇，肢厥，舌红或降。

(2) 中焦

周身沉重、脘痞不饥、恶心呕吐、大便溏滞、口干不欲饮。

(3) 下焦

月经不调，小便不畅、大便不通。

可根据患者的不同症状有针对性的调理，也可以三焦同调，灵活运用效果显著。

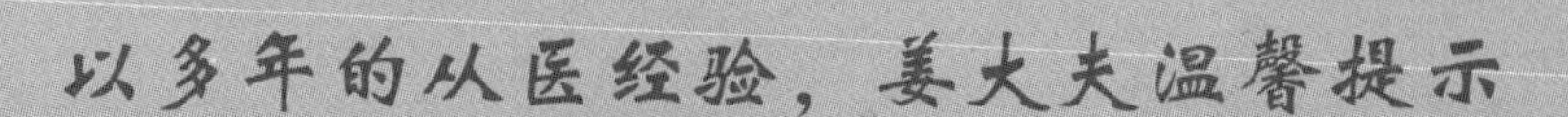

人在20岁之前养护身体和40岁以后养护身体，效果的差距是很大的。20岁之前膳食对人体的作用是身体的生长，40岁以后膳食的作用则是为了维持生命，所以，保健要从小、从早做起。

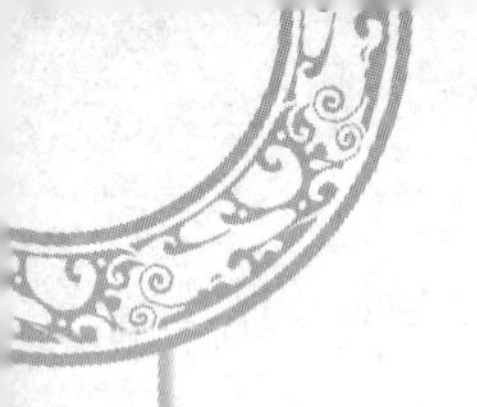

后　记

应广大患者的邀请，也恐于移筋整骨术失传，我编纂了本书。《移筋整骨术》是基于我多年临床真实病案编撰而成的，简洁明了。大家在此书内容指导下，不必局限于专业水平，按书中内容操作，即可收到良好的效果。

著书的本意是普遍提高人们的健康水平，并发扬和传承祖国医学的优良传统。望广大读者能加入发扬光大祖国传统医学的队伍中来，让我们共同做好传统文化的传承者。